赤ちゃんから
はじまる
すっきりうんちしてますか？
便秘問題

中野美和子 著

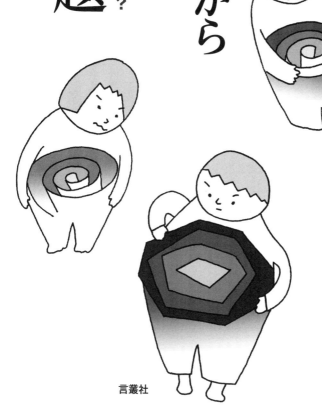

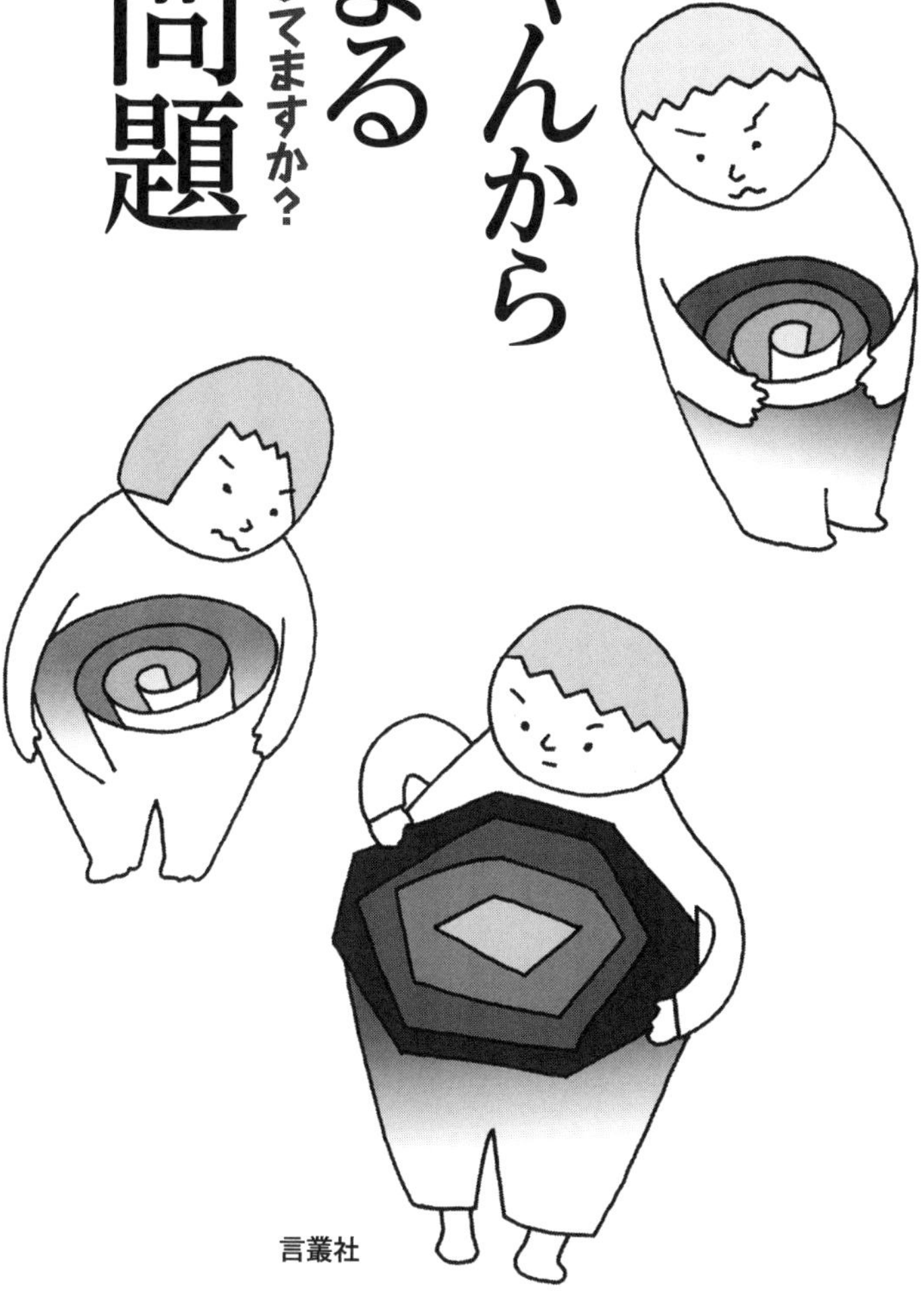

言叢社

はじめに

すっきりうんち してますか？

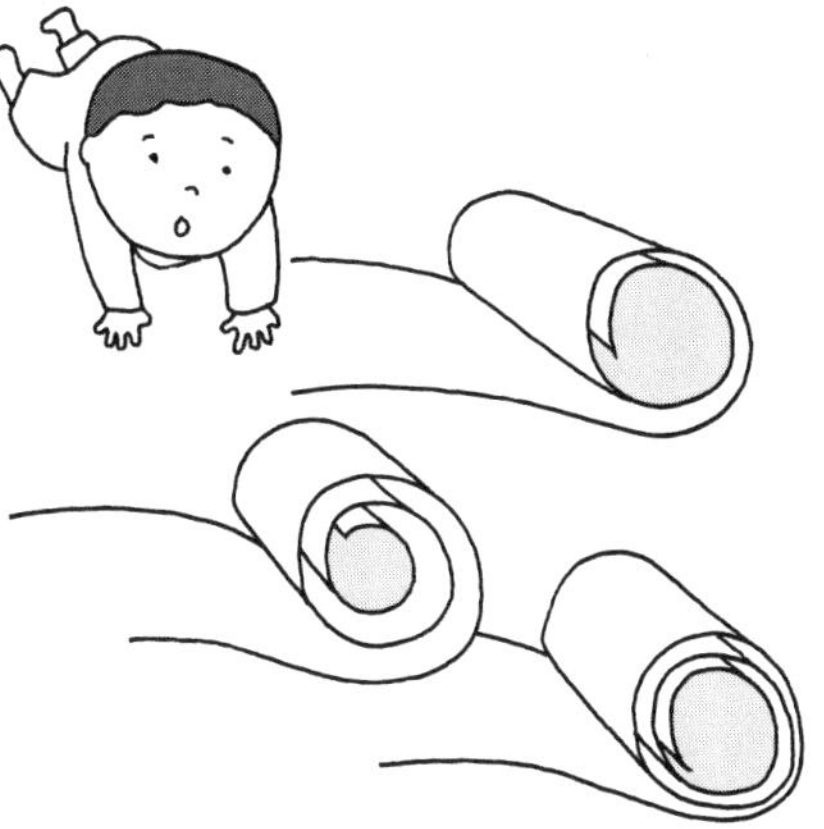

はじめに

この本は、子どもの排便についての本です。
子どもの排便で問題が出るなんてことがあるの？
子どもに便秘なんてあるの？
それで困ることなんてあるの？
あります。
それを良くする方法、
あります。
ですから、
まず、子どもの排便のことで困っているお母さんたちに
読んでいただきたい。
それから、子どもの成長を見守る立場のかたがた、
子どもを育てている家族、

保育園や幼稚園の先生、学校の先生たち、
子どもの教育やスポーツの指導をしているかたたち、
保健師、看護師のかた、
排便のしくみを知って、考えてください。

生きていくには、
食べること、眠ること、そして排泄すること
が、基本であること。
誰もがわかっているはずですが、
ともすれば、あまり重要視されていない
排便のことを。
排便が、身体のことを知る**大事なサイン**であること、
排便での悩みが、どんなにたいへんで、どうすればよいのか。
排便のことを考えたい、困っているというかたがたに、
少しでもお役に立ちますようにと、作った本です。

●排便外来を開いて

私は小児外科医です。小児外科医は子どもの一般外科医で、生まれたばかりの赤ちゃんから、一五歳までのかたがたが対象で、先天性の病気を扱うことが多いのです。呼吸器（気管・肺など）・消化器（食道から肛門までの消化管・肝臓・膵臓など）、その他のお腹の中の臓器（腎臓・脾臓など）、皮膚軟部組織（皮膚・皮下組織・筋肉など）などが受け持ち範囲です。外科手術で治療する病気、腫瘍などを扱っています。その中で、消化管の最後のところ、直腸から肛門にかけての病気の代表的なものが、鎖肛《さこう》（直腸肛門奇形）とヒルシュスプルング病です。

このふたつは、五〇〇〇人の出生に一人ぐらいの割合でおきる生まれつきの異常で、この病気の治療ができることは、小児外科医として必須です。

排便がうまくいかない、ひどい便秘ということで、こういう手術が必要な病気が隠れていないかと疑われて、小児科医から、小児外科医に紹介されることがあるわけです。専門的な検査の後、手術を要する病気ではないと判明してからも、続けて排便についての治療を行うことがあります。

鎖肛もヒルシュスプルング病も、ともに手術で良くなるのですが、手術後すぐに、ほぼふつうの排便状態になる方もいれば、長い間、排便のコントロールが必要な方もいて、いろいろです。この排便コントロールは、手術をした小児外科医の役目です。そしてこのコントロール法は、慢性の便秘症のかたと基本的には変わりません。

本来、便秘症などの外科的治療を必要としない排便の異常は、小児内科医のみる病気ですが、程度が強い場合の診断と治療に慣れていることから、われわれ小児外科医の中にも治療しているかたがかなりいます。私もその一人です。

私たちの病院では、二〇〇四年（平成一六年）から、「排便外来」の窓口を開きました。排便の異常が対象ですが、その中で、鎖肛とかヒルシュスプルング病でかなり長期間たって、もともとの手術した病院でフォローされなくなってしまったけれど、なお問題があってお困りの方の相談を受け付けたいと思いました。

またもっと広く、子どもの生活の中では排便がとても大事であるにもかかわらず、基本的生活習慣がなかなか確立できないお子さんがいて、実際に困っている、というかたの育児支援の一環として、看護師と一緒に、排便という事態に向き合い、困っているかたを何とか援助したい、と考えて始めたのです。最初は、小児外科的疾患手術後のかたのフォローやコントロールを想定していたのですが、徐々に重症の便秘のかたの割合が増えてきています。

どんな病気であっても、患者さん本人にとって、ご家族にとって、「軽い」病気はないということは、事のあるごとに、考えます。

市立病院という立場から、地域医療への貢献も大事な役目であり、自分のできることはしていきたい、という思いから、「排便外来」を始めたのです。

●この本で伝えたいこと

この一二年間で、二〇〇〇人を超えるかたが、排便のことで困って初診されました。たとえば二〇一四年に、私の外来に初診された排便の異常のかたは二〇〇名ほどですが、そのうちの七〇%が重症の便秘でした。重症の意味は、便が詰まってとても困っているということで、無理にでも出さないと治療が始まらない**便塊閉塞**《べんかいへいそく》（**fecal impaction**）という状態です。もちろん、あまり重症ではないかたは、わたしどもの小児科でもたくさん診ていて、これは数にはいっていません。

普段は、わたしどもの病院は紹介状が必要ですが、この「便秘外来」の初診の約六〇%のかたが、紹介状を持たずに来院されました。来院された経緯をお聞きすると、排便のことで困り果てて、いくつものクリニック、病院を受診したがよくならない、いろいろな人に聞いたり、インターネットで探したということです。排便のことで悩み始めて数か月ぐらいはふつうで、それどころか、数年以上というかたも多いのです。困っている状態もひどいことが多く、初診から一年後に感想を書いてもらったところ、「地獄のような毎日でした」というような表現がありました。それほどの苦しさを、こんなにたくさんのかたが悩んでいるのです。かなり遠方から来られる方もいますが、たいていは病院に通院できる範囲のかたです。全国には、どんなにたくさんのかたが悩んでいることか。

そのために、この本を書きました。普段、私が外来でお話ししていること、説明していることを、ほぼそのまま書いています。読む本ですので、ふだんよりは難しい医学用語も、そのまま使っている場合もありますが、内容は同じです。

子どもの**慢性機能性便秘症**については、小児科医と小児外科医で作成したガイドラインができています。日本小児栄養消化器肝臓学会と日本小児消化管機能研究会という、消化管の診療に携わっている医師の学会で、子どもの便秘を扱っている医師たちが集まって、何年もかかって作りました。この本は、基本的にはこの「小児慢性機能性便秘症診療ガイドライン」に沿っていますが、さらに一般のかた向けに詳しく解説し、部分的には私の意見も入っています。

器質的疾患による排便のことも書きました。鎖肛、ヒルシュスプルング病、といった病気では、ひとりひとりで細かい病態が異なっています。担当医が詳しく病気について説明していると思います。ここでは、全体的な話を記してみました。

この本の中には実際の相談例のいくつかも入れました。保護者の方が、どんなところで困ってしまい、前にふみだせないでいらっしゃるか、具体的な事情を知っていただければと思いました。また、「排便外来」に通院されたかたの事例もところどころで載せました。


まずは、「便秘」というのはどういう状態をいうのか、その「しくみ」を知って、理解していただき、「便秘というのは何か」を、広く読者の方々と共有したいとおもいます。

便秘が長びくことでおこってくる症状はさまざまですが、便秘治療の原則は、はっきりしています。お腹にとどこおってしまった便を、まず排出してしまい、とどこおらない状態を保つこと、このことにつきます。それをどういうふうに実現するか、本書に記しました。

毎日、**「すっきりした おなかを感じる」習慣**をつけること、このことが、身体と心の育みに向き合う、原則だと思っています。

†この本をつくるにあたって

・全体的に、医学的な説明は、一般の方にわかりやすいように簡略化しています。

・文中、相談例を入れました。症例は、NPO法人日本トイレ研究所のホームページ上で募っている、排便に関しての質問コーナーに投稿されたかたのもののなかから、いくつかを掲載させていただきました。また、直接連絡をいただいた方の症例もいれました。いずれのかたも、公開することに了解を得てあります。

・慢性機能性便秘症について、小児科医と小児外科医で作成したガイドラインは医師用です。一般のかたでも日本小児外科学会と日本小児栄養消化器肝臓学会のホームページで読むことができます。一般の方向けの簡易なパンフレットも載っています。小児外科学会のホームページにも、慢性便秘についてや、排便についての解説があります。

・三版にあたり、つたわりやすいように、全体的に文章に手をいれました。
また、Chapter 2~3は、要所に大幅に改訂増補しました。

◎目次

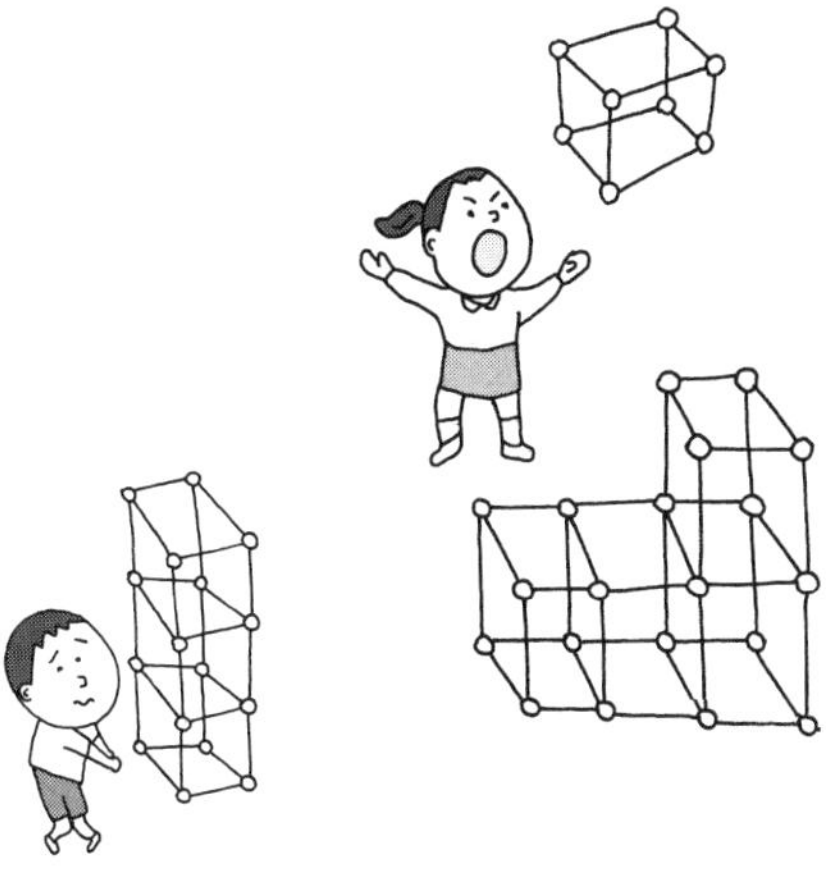

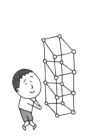

Chapter 2
便秘の解説 39

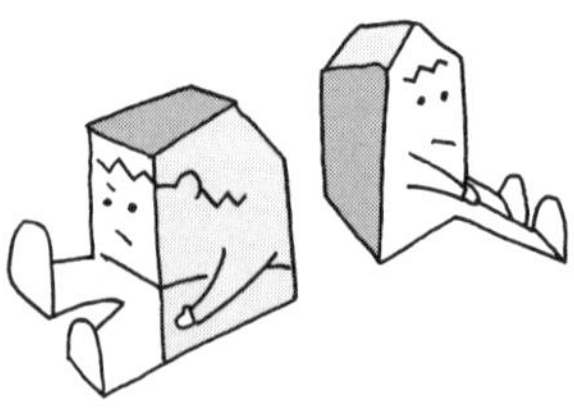

Chapter 3 便秘の治療① 81

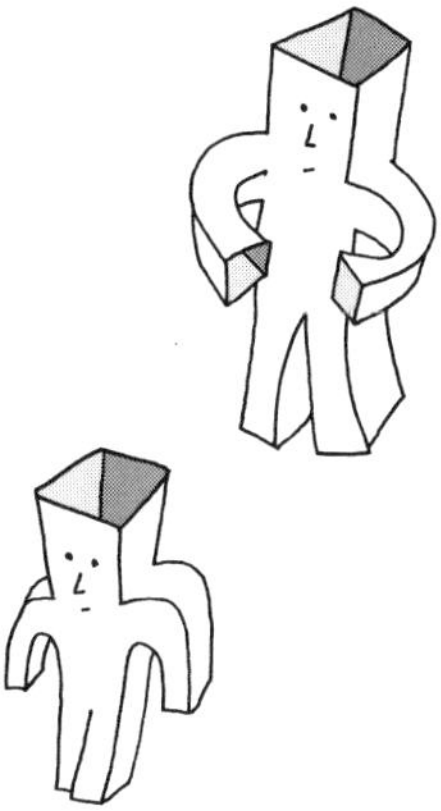

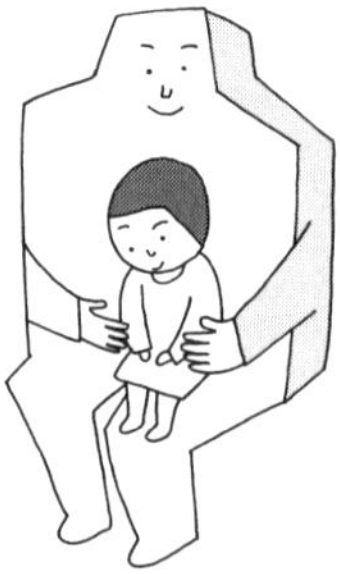

Chapter 5 年齢による便秘の症状と治療 185

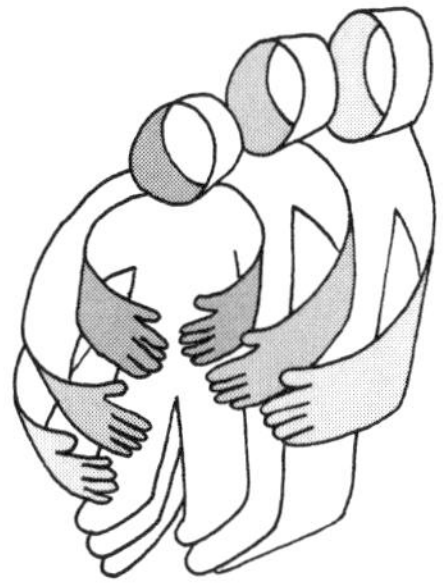

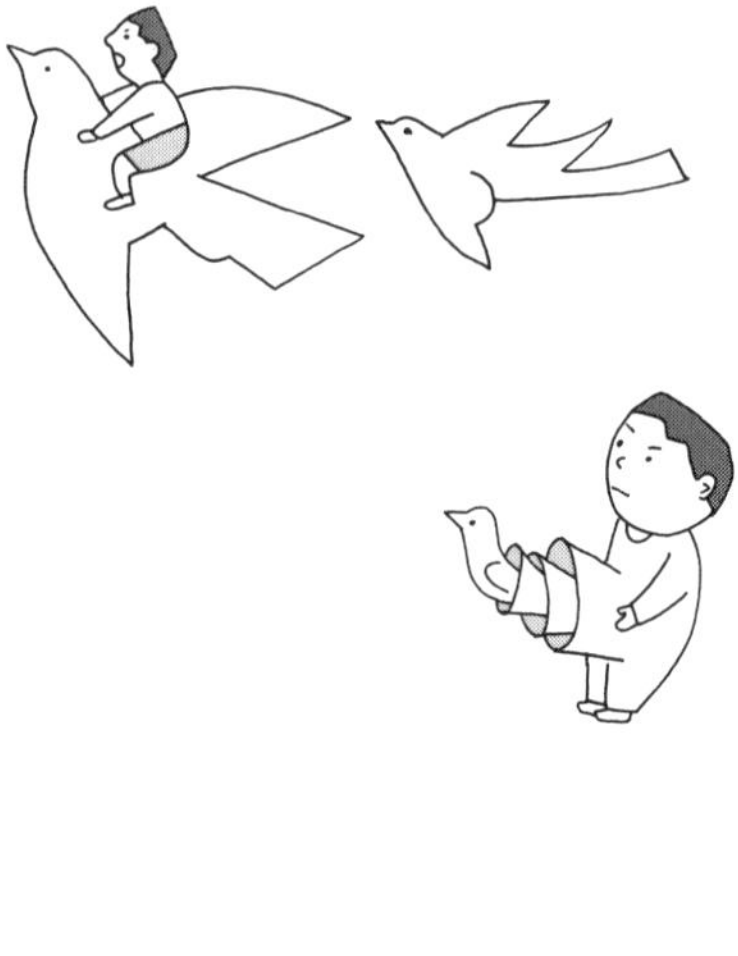

Chapter 1
排便のしくみ

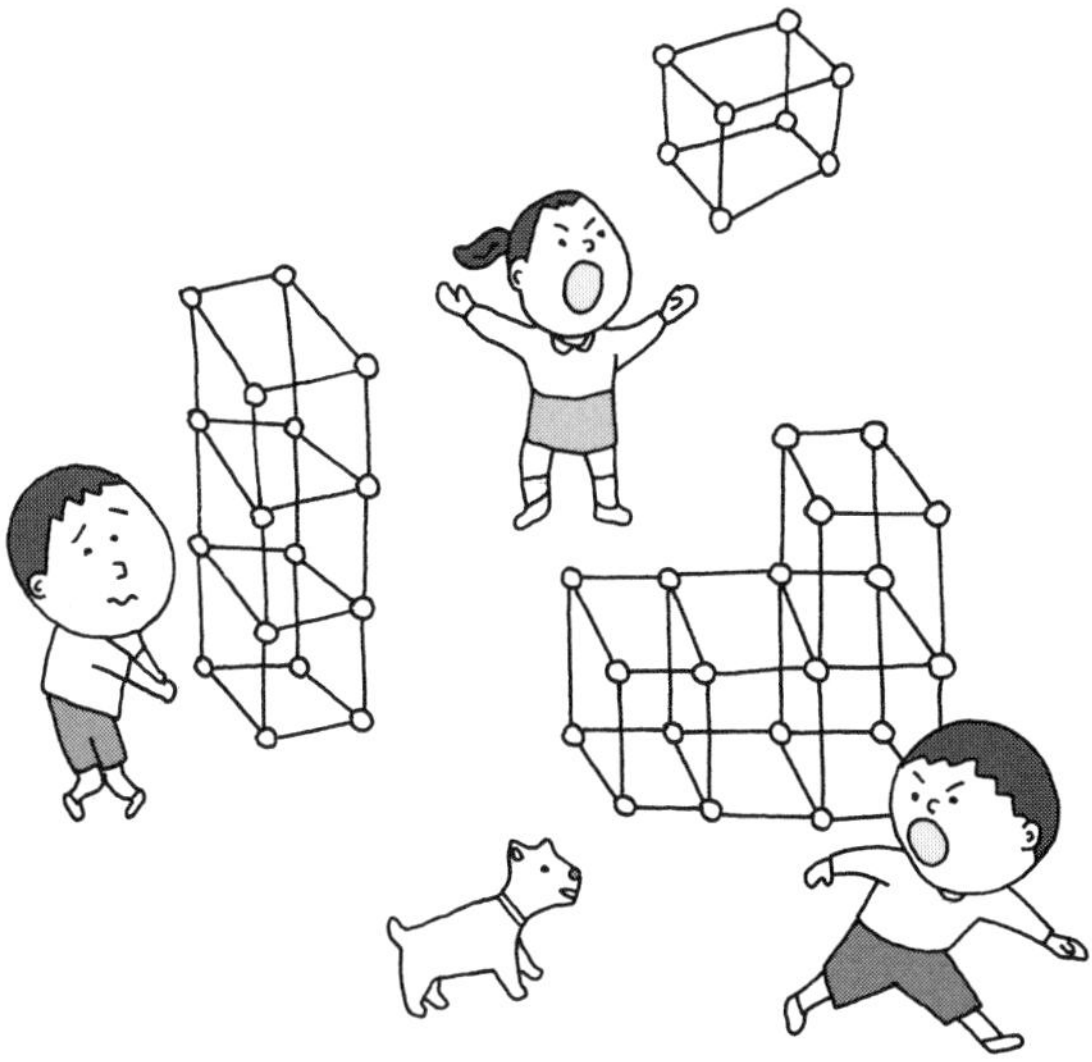

1. 排便のしくみ

わたしたちは毎日、食物を摂取し、それを栄養として生きています。食べたものは口から食道を通って胃に入り、胃液と混じり、粥《かゆ》状になって十二指腸に送り込まれます。

次に胆汁、膵液《すいえき》と混じり、小腸へと進み、栄養分の消化吸収が行われます。大部分の栄養分は吸収されて、残りが大腸に移動しますが、ここまでに大量の水分のやりとりが行われ、水様便の状態で、大腸に入ります。そこで水分が吸収され、**便が形成**され、**排泄**されます。食べたものが大腸の左側（下行結腸）まで到達するのにかかる時間は意外と早く、半日ぐらいですが、S状結腸で、しばらく留まります（図：食物の消化・吸収参照）。

S状結腸で留まり、水分が吸収されて有形となった便は、**大蠕動**《だいぜんどう》で直腸に移動し、排便の一連の動きがおきます。大蠕動は一日一～三回の左半結腸に起こる強い波で、食物が胃に入ると生ずるのです（**胃結腸反射**）。朝食後にこの波動運動が強く起きる人が多いのですが、食事以外にも、特定の環境（たとえば、本屋さんにはいると排便したくなるという人がいますね）、特定の状況（帰宅するとすぐなど）、特定の食べものなどで、反射がおきることもあります。

肛門の手前を**直腸**といいますが、ここは**本来は便がなくぺちゃんこ**の状態です。胃結腸反射によって便が直腸に移動すると、直腸の壁が便塊で圧《お》されて伸展し、直腸の内圧が高まります。それを直腸の壁にある神経が受け取り、この神経刺激が**仙髄**《せんずい》＊注1に送られ、脳の**排便中枢**に届きます。刺激が強くなると、さらに**大脳皮質**に信号が送られて便意を感じ、トイレに行きたくなるのです。

仙髄のレベルでは、意識しない排便の準備状態に入ります。ふだんは肛門管を軽く締めて閉じている**内肛門括約筋**《かつやくきん》が弛緩《しかん》し、一〇秒ぐらいでまた元に戻ります。この弛緩の間、**外肛門括約筋**を一時的に収縮させて、つまり直腸内の便が漏《も》れないように肛門を締めて、トイレまで我慢しています。直腸の伸展刺激が強くなると、「排便反射」がおき、内肛門括約筋はゆるみ、便が通過します。

脳の排便中枢のレベルでは、反射的に交感神経の緊張が緩み、副交感神経が活性化し、直腸の蠕動運動が高まり、これにより内肛門括約筋は「**排便反射**」をおこして、緩みます。トイレに到着していれば、大脳皮質は便意を感じて、外肛門括約筋を弛緩させ、「いきむ」、つまり、腹筋群・横隔膜を用いて腹圧を上昇させ、便を直腸から押し出すのです。便が排泄された後は、再び直腸内は空っぽとなり、直腸の内圧は元のレベルに戻り、大脳はそれを「すっきりした」と感じ、ふつうは快感が出ます。

ここで、交感神経、副交感神経と述べたものは、自律神経系です。この神経系が身体の内部を支配し、調節しています。私たちの意思でコントロールすることはできません。食事をして、嚥下《えんげ》した後は、食べ物は自動的に運ばれ、消化吸収も、自動的に行われ、大便も直腸までは自動的に来ます。排

＊注1：仙髄は、脊椎腔を通る脊髄の一部で、上部は脳の延髄につながる。頸髄・胸髄・仙髄・尾髄となるが、ヒトでは尾髄が退化している。

食物の消化・吸収

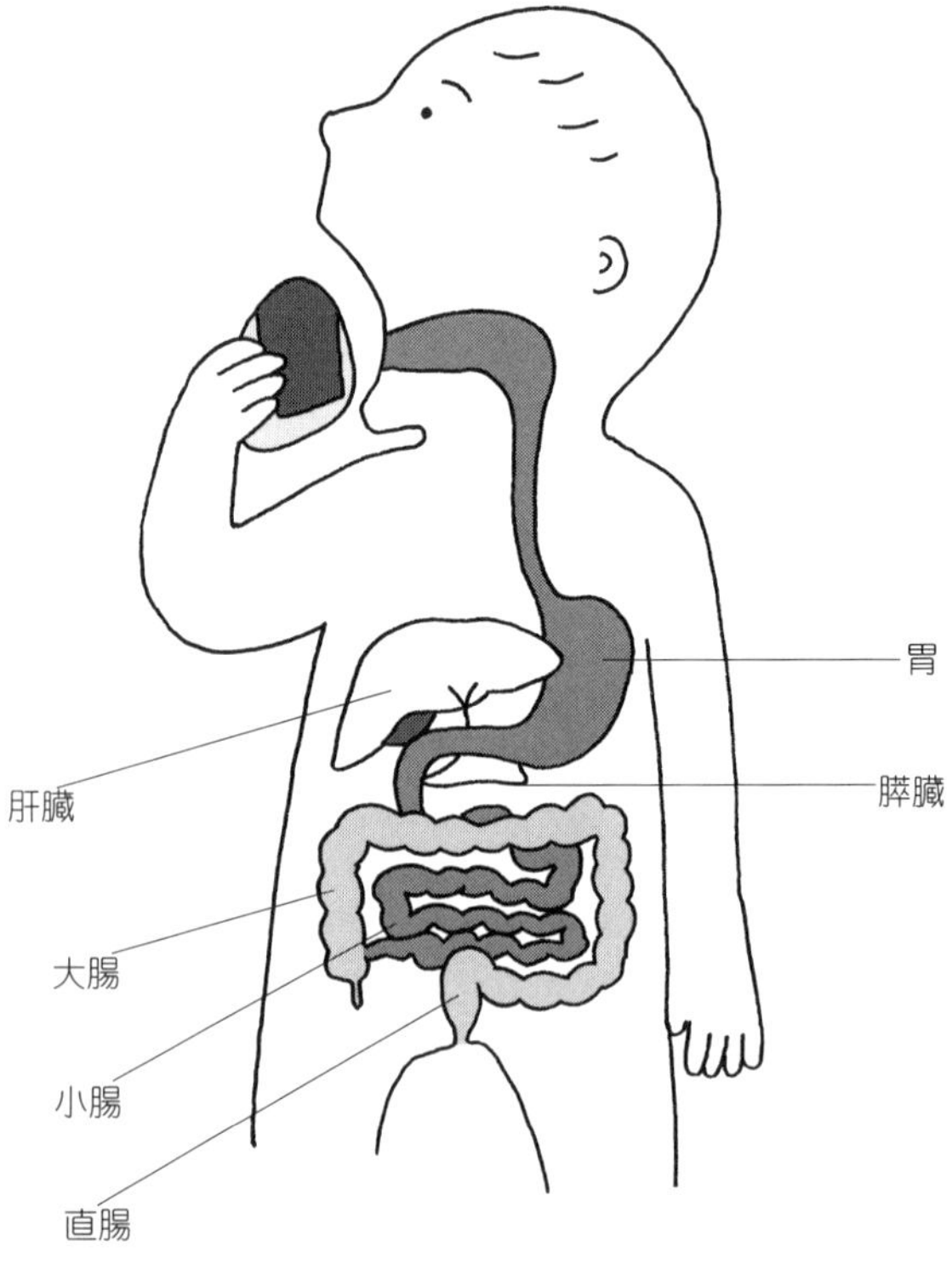

食べたものは、食道→胃→十二指腸→小腸と運ばれますが、その間、唾液、胃液、膵液、胆汁と混ざり、消化され、小腸で吸収されて肝臓に運ばれ、そこで代謝されて、身体のエネルギーとなり、また身体を作るもとができます。そして、水様の残りが、大腸に運ばれます。大腸では水分が吸収され、大便が作られていきます。

●正常な排便のしくみ

便意が起こるしくみ（脳と直腸）

本来、直腸には便が溜まっていません。上から便が降りてくると、その伸展刺激が直腸の壁にある神経に伝わる→仙髄に伝わり→脳に伝わる→排便中枢にスイッチがはいり、排便したくなります。それが便意です。

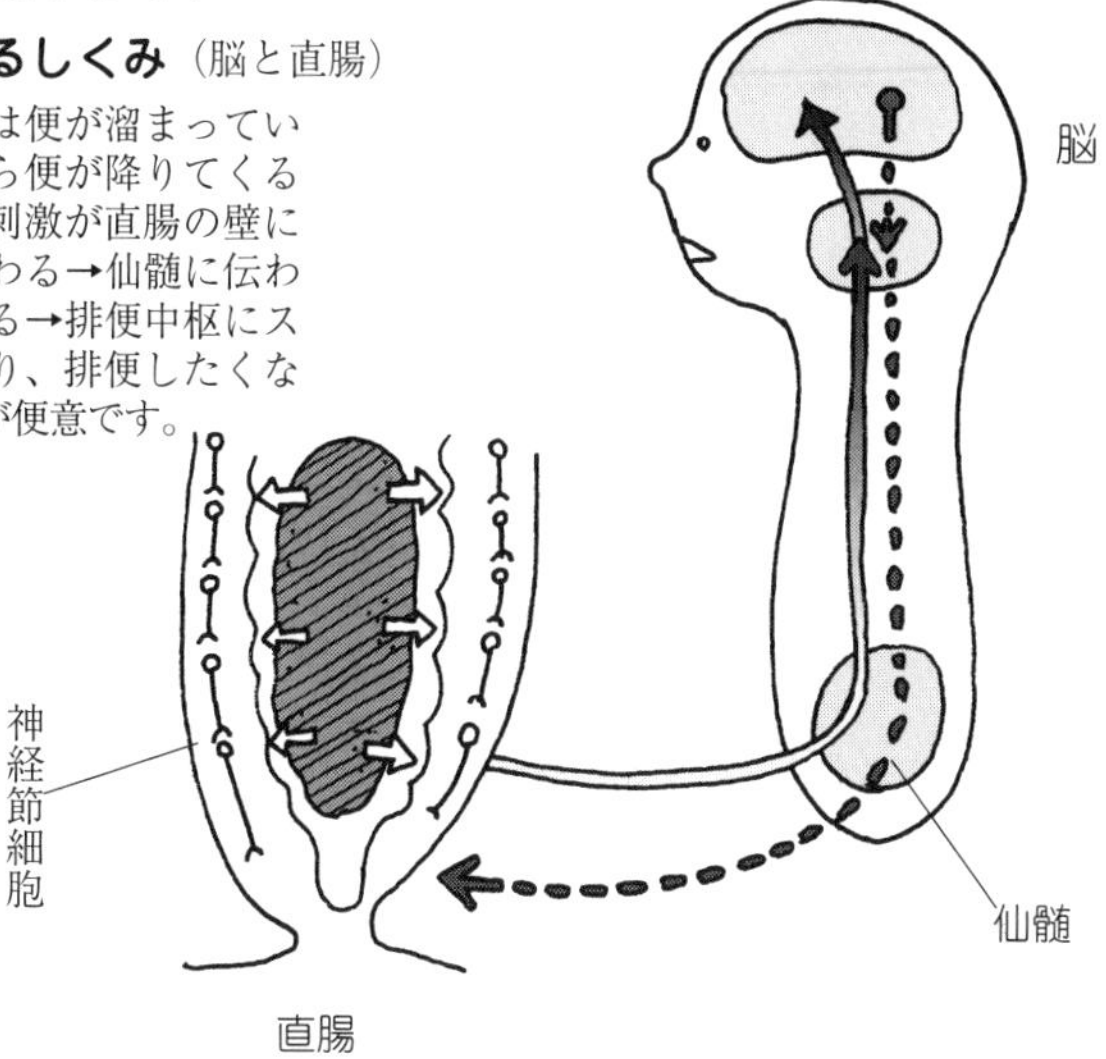

直腸のしくみ

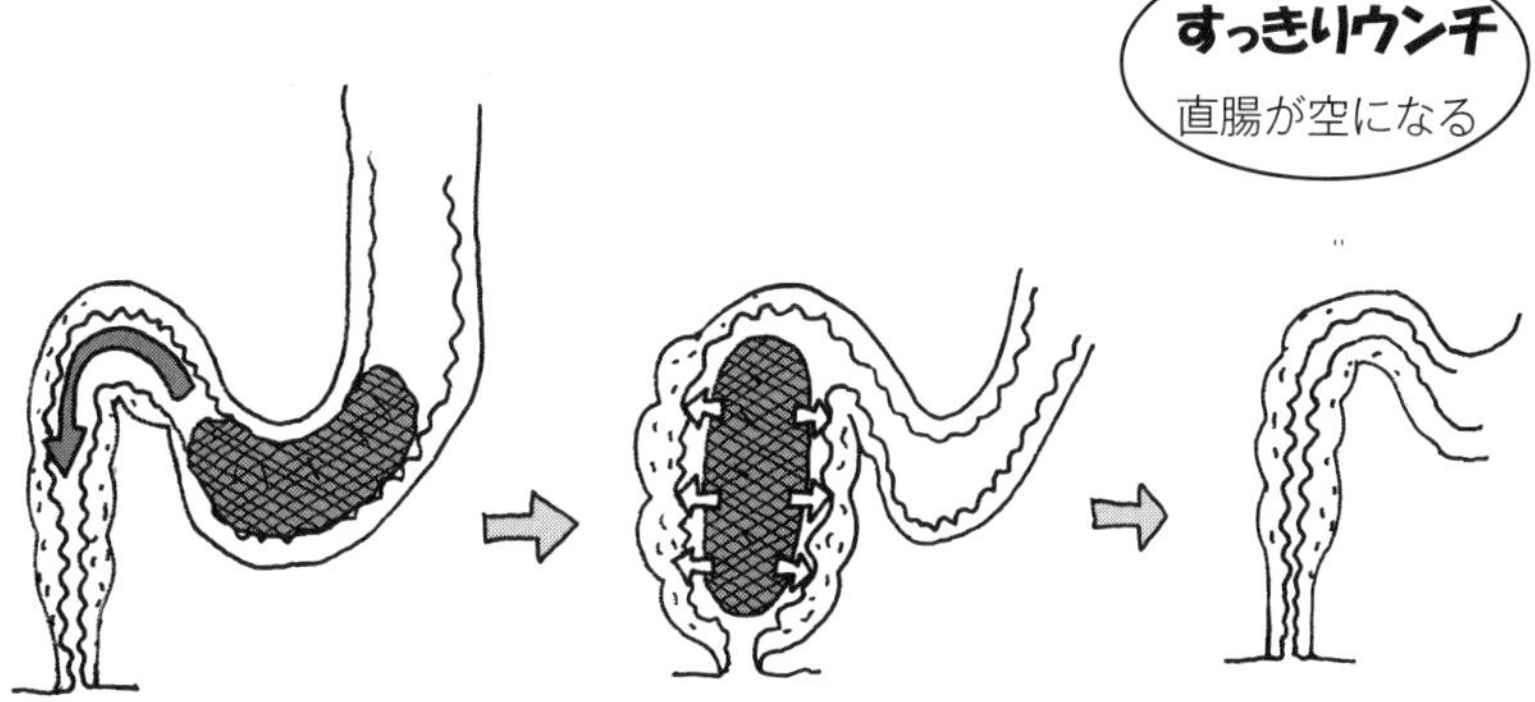

胃結腸反射
→大蠕動
→ウンチが降りてくる

ウンチが降りて来る
→直腸の壁を押す
→神経が圧を感じ→仙髄→大脳
→排便スイッチが入る⇒**便意**
→トイレに行って排便態勢になる→いきむ→括約筋がゆるむ
⇒**排便**

排便して
→直腸が元の太さにもどる
⇒すっきりする

便のしくみもほとんどは自動的に行われるのですが、一番最後の排便そのものは、ある程度は意識的に我慢したり、いきんで出すことができます。つまり、消化管の最初と最後だけが、意思の関与があるわけです。そしてそのことが、後に便秘の解説で述べる、子ども特有の便秘の病態と関係してくるのです。

自律神経系は、交感神経系と副交感神経系から成り立っています。この二つは、お互いに反対の働きをします。交感神経系は、身体が興奮し、緊張し、活動的な時に働きます。副交感神経系はその反対に、身体がリラックスした状態の時に働きます。野生の動物でいうと、獲物を狩るとき、あるいは獲物にされそうで逃げるときに働くのが交感神経で、安全な場所で、眠ったり、食べたり、ごろごろしてじゃれあっているときに働くのが副交感神経です。

便の作られる時間

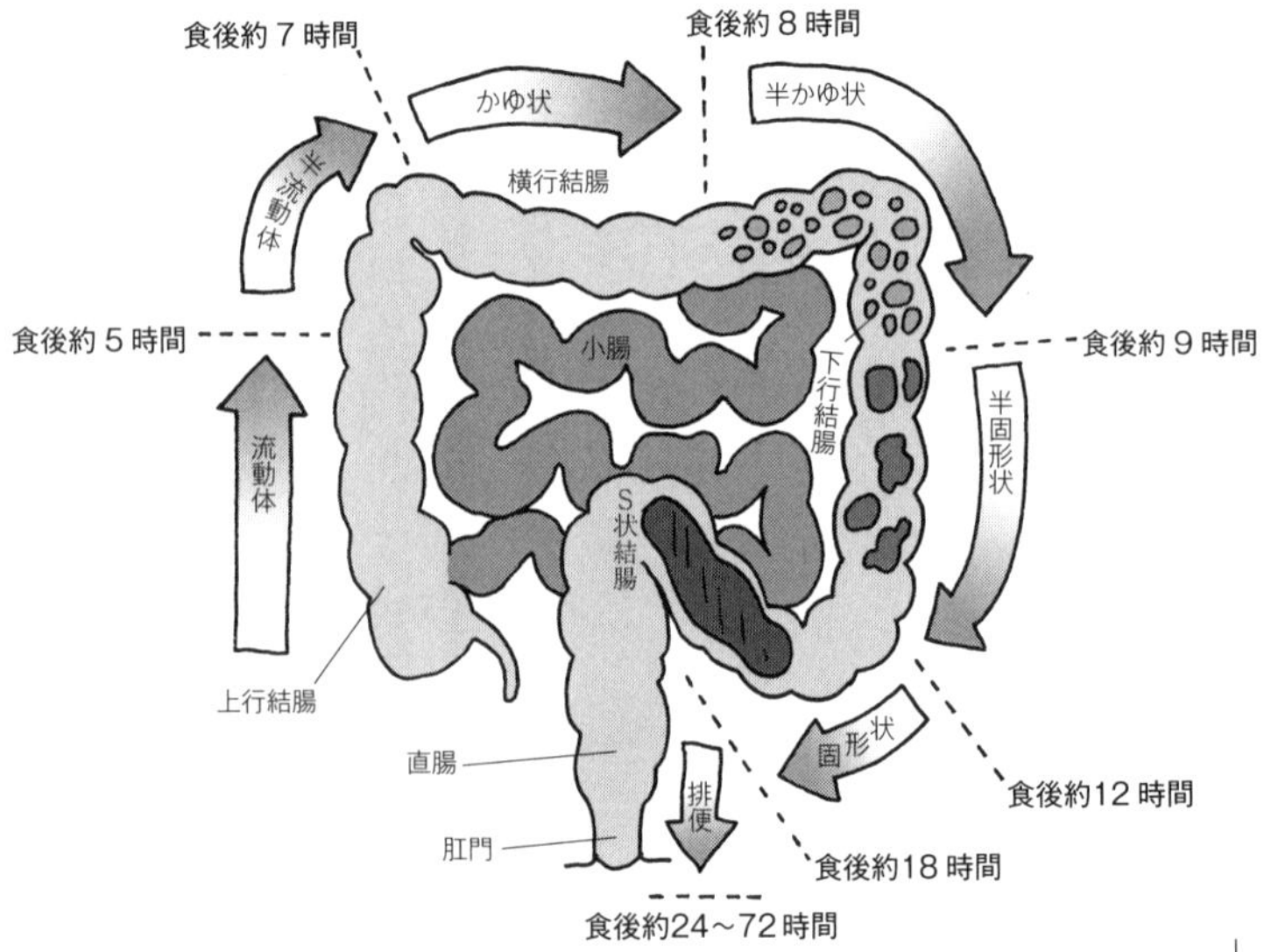

副交感神経系が、消化管の機能を活発にしています。交感神経が活発な時は、消化管の機能は抑えられています。いわゆるストレスが強い時では、交感神経の緊張が続き、副交感神経は抑えられますので、食欲も、消化管の動きも低下し、便秘傾向になります。

2. 正常な排便？

「正常」な排便、あるいは異常な排便や便秘というのは、どういう排便状態をいうのでしょうか？

●便の回数で便秘かどうかを判断する

排便をおこす大蠕動は、胃結腸反射で起きるとされています。つまり、食事を摂《と》ると、反射的にS状結腸に溜まっている便が直腸に送り出されます。食事毎にこの反射が起きる人は、一日三回排便ということになります。S状結腸には、一〜三日分ぐらいの便が溜まるので、三日に一度（週に三回）以上の便回数は、正常とされています。

ここで注意してほしいのは、一日一回排便した、という場合、小さな便が一つだけ、というのは出たうちには入らないということです。一日量（およその子どもの拳《こぶし》ぐらいの量）を一日で出しているかどうかです。また、回数だけでは判断できない便秘症もあります（後述）。

COLUMN

腸を動かす蠕動《ぜんどう》運動

腸の蠕動運動は、口側から肛門側へと、腸内容を送っていきます。一定方向に動かしているのです。内容物（食物の塊ないしは便）が口側から来て腸管の壁を押し広げると、それを感じて、腸管の輪状の筋層が収縮して動き、肛門側へと内容物を送り出します。それが次々と起きるので、内容物が移動していくことができるのです。押し広げるのを感じて、筋層を収縮させているのは、腸管の壁にある神経節細胞です。なお、この神経節細胞が生まれつき欠けているのがヒルシュスプルング病という病気です。

神経節細胞の働きは、自律神経が調整しています。自分で意識して、腸を動かすということはできません。食物が腸管に入っていくこと自体が刺激となって、腸の蠕動運動が起きます。

大腸では、この蠕動運動だけではありません。一方向だけに動いているように思われがちですが、実際には、大腸の上半分（上行結腸）では逆蠕動、それより肛門側では分節運動があり、腸内容（便汁）を、ゆっくりと動かす働きをして、じゅうぶんに水分を吸収させ、腸内細菌叢に働いてもらっているのです。逆蠕動は、上行結腸でみられる逆向きの運動で、このために上行結腸には長く便が溜まっていて、小腸からくる多量の水様の便を吸収できます。分節運動は、腸内容を撹拌する働きがあり、ゆっくりと肛門側に送ります。

子どもの慢性便秘症では、多くが、肛門のすぐそばで便が溜まって栓をしている状態で、直腸に便が溜まり過ぎていますが、S状結腸までの大腸の運動機能はほぼ正常です。しかし、便秘がひどくなるにつれ、下から順々に便が詰まっていき、大腸の左半分は溜まりっぱなしというかたもいます。便の溜まりのために広がってしまった大腸は蠕動運動が能率よく行えません。腸の壁が便で押し広げられて、内容物が移動していくのですから、広がった腸では、その広がった腸をいっぱいにするほど多量の便が溜まらないと移動できないわけです。肛門側の栓をしていた便の溜まりを除去した後も、大腸が広がっているのなら、便の量を増やす工夫、つまり、食事量を増やす、便量を増やすような内服薬を使う、という対処が必要になるのです。

生まれたとたんに、細菌との共生が始まる

赤ちゃんは、おかあさんの胎内という無菌の場で過ごしていたのですが、生まれたとたんに、無数の微生物類のいる外の世界に住むことになります。そして、生まれると同時に、身体の境目、つまり、皮膚、口腔内、鼻粘膜、そして腸管粘膜には、菌が住み着き出します。すぐに大腸には大量の菌が住みつき、腸管細菌叢を形成します。

この細菌叢は、約一千種、個数にして数百から一千兆個、重さにしてヒト一人に対して約一kgの細菌量だそうです。

この細菌叢は、フローラの訳です。フローラ、花と春の女神ですね。そして植物群、植物相という

意味に使われています。それで、日本語では叢《くさむら》としたのでしょう。でも、植物ではなくて、莫大な数の様々な細菌の集まりです。

人類の長い歴史のなかで選別され、共棲が許されたものだけが、ヒトの腸管粘膜に住み着いています。身体に害を及ぼすような細菌は、腸管の中の免疫機構が受けつけず、流されて、排泄されます。そのときに下痢になることもあります。

人類との共棲を許されたあるいは選んだ、これらの腸内細菌叢は、私たちの食事の摂取や身体活動と深くかかわっているため、腸管細菌叢を整えておくことはとても重要です。便秘で排泄がとどこおることは、細菌叢を乱すもっとも大きな原因の一つだと思います。

この細菌叢の研究は、以前は難しかったのですが、現在、技術の進歩でとても進んでいます。最近の、メタゲノム解析の結果（東京大学大学院新領域創成科学研究科情報生命科学、二〇〇七年）の知見では、親子間の腸管細菌叢は、似ていないようです。夫婦間も似ていません。細菌叢は親から赤ちゃんへと伝播すると思っていたのですが、それだけではなさそうで、細菌叢はひとりひとり、独自のもののようです。親からもらったものでないなら、その細菌は、赤ちゃんの周囲環境からくるのでしょうが、どうやって形成されていくのか？　不思議ですね。

赤ちゃんの細菌叢の解析結果は、母乳の吸収に有利なようになっているようです。赤ちゃんのときと、離乳後の幼児の細菌叢は異なり、ミルク類をやめて食事を摂るようになると、細菌叢は変わっていきます。三歳を過ぎると、おとなの細菌叢と同じようなタイプになるそうです。

3. 排泄と成長・発達

●はじめての排泄

赤ちゃんの腸は、胎児のときから動いていますが、便を体外に排泄するのは、生まれてからです。生まれてすぐは、膀胱も大腸も尿・便をたくさん溜めることができません。また、大脳は未発達で排泄をガマンしようとすることはありません。ですから、しょっちゅう排尿、排便がみられます。排尿は、最初は少量ずつ、一日一〇回～二〇回ぐらいみられ、徐々に膀胱に溜まる量が増えますが、それ以上にミルクも良く飲むし、腎臓で尿を濃縮する能力が低いので回数があまり減らず、六か月ぐらいで、ようやく少しずつ回数が減っていきます。また、眠っている間の尿の量が減ります。腎臓の濃縮力もできてきます。それでも、一日一〇回前後は排尿します。一歳近くなると、一回の排尿量が増えていきます。一歳過ぎるとようやく一〇回以下になっていき、夜間眠っている間は排尿しなくなる子も増えます。夜間睡眠というリズムができ、睡眠中の尿量を調節するような脳の働きが進みます。大人なみの一日五～六回の回数になるのは四歳ぐらいからです。

排便については、生まれてから三か月ぐらいまでは、一日二回ぐらいが平均とされています。実際には、新生児期（生まれてから一か月以内）は五回以上で、一か月を過ぎると減ります。しかし、哺乳ごとに排便するような多いかたもいるし、一日一回ないし数日に一回しかなく、まとめて出すという赤ちゃんもいます。ミルク（母乳・粉ミルク）だけの便は、黄色の顆粒便に水っぽい便が混じった便です。

●六か月から

六か月前後に離乳食を開始するかたが日本では多いのですが、開始すると、あるいは、離乳食が進むと、便に形ができ、量も増えます。大腸は徐々に便を溜めることができるようになり、排便回数が減り、平均で二回ぐらいになります。不消化物（野菜など）は、そのまま便に出ています。ミルク以外の食事が混じり、また大腸の通過時間が遅くなることで、腸管細菌叢も変化し、便の色も黄色から褐色になります。そして、一歳ごろには、食事は幼児食になり、排便も一日一〜二回になります。食事内容が変化し、大腸はさらに便を溜めることができるようになり、三歳ごろには平均で一日一回排便、と大人なみになります。

一歳以下の赤ちゃんでは、排泄の回数が多く、オムツをあてていますが、けっして垂れ流しではありません。回数が多く、一回量が少なくても、必ずまとまった量の尿、便を排泄しています。適切にオムツを交換すると、オムツかぶれができることはありません（神経の動きが悪い病気や肛門の異常では垂れ流しになり、オムツかぶれがひどくなります）。

生まれてすぐは、便が直腸まで来ると、反射的に便が排泄されます。尿も同じで、溜まると反射的に尿が出ます。便が直腸に降りて来た時に「便意」を感じるのが、年齢的にいつの時点からかは、正確にはわかりません。尿意・便意が出ると、ふつうの赤ちゃんはすぐに排尿・排便しますが、次第に、排泄という行動を起こすまでの間、少し我慢する、大人でいえば、トイレまで尿・便を我慢する、ことができるようになります。

「オムツなし育児」を実践しているかたがたの話をきくと、赤ちゃんでも排泄する前は、なにか排泄したそうな泣き方、素振り、気配を感じる、ということで、それは早いかたは、生後一か月ごろから、多くのかたが、六か月頃にはわかるようです。となると、尿意、便意は、乳児期にはもう出ている、そして感じて直ちに（反射的に）出ることもありますが、少し準備状態があってから排泄がおきるようです。また、「便意をガマンする」ということでいえば、本書で扱っている慢性機能性便秘症のかたの病歴をきいてみると、一歳前後ぐらいから、排便を我慢するような行動が見られはじめ、一歳半では、明らかにガマンするようになります。

従来の教科書では、一歳前では尿意・便意を自覚せずに反射的に排尿・排便する、尿意・便意を感じるのは二歳ごろとなっていて、それが、排泄訓練開始年齢の根拠にもなっていますが、そんなことはない、**赤ちゃんの時から排泄したいという感覚はわかっているのです。**また排便のガマンは、大脳の発達で、一歳ごろからできるようになっていくようです。

オムツ排泄にせよ、オムツ外排泄にせよ、親は赤ちゃんの排泄の世話を通して、赤ちゃんの全体を受け入れます。他人の便はイヤでも、自分の子どもの便は汚くないのです。また、排泄物は赤ちゃんの健康のバロメーターです（大人にとってもそうなのですが）。良い便が出れば喜び、よくなければ心配する。赤ちゃんからすれば、排便前の感覚、出た後の快感、オムツに排泄物があるときの不快感、そしてきれいにしてもらったときの快感が育ちます。世話をしてもらうことによる快感で信頼関係が築かれ、お互いの愛情が深まります。

COLUMN

オムツなし育児について

オムツなし育児とは、乳児期から排泄をオムツの外で行う、という育児法です。紙オムツが普及する以前の日本では、普通のことでした。また、開発途上国では、多くの子どもがそうしています。赤ちゃんの尿意・便意のサインを読み取って、あるいはタイミング（哺乳後など）で、オムツ以外の場所、オマル・トイレなどで、排泄させます。もちろん失敗してしまうこともあるでしょうが、徐々にうまくいくようです。今の日本では、完全にオムツをはずしてしまうということではなくて、可能なときは、オマルで排泄させる、ムリな時はオムツに排泄させる、というかたが多く、「オムツいらない育児」ではありません。

オマル・トイレで排泄する体位で、赤ちゃんの身体を抱えて支え、股を開かせて排泄させるほうが排泄しやすい、濡れたオムツに接触しないので気持ち良い、という赤ちゃん側のメリットがあります。

また、赤ちゃんの尿意・便意の微妙なサインを察する、排泄の間、親がずっと子どもに寄り添い声をかける、ということから、親子のコミュニケーションがよりいっそう図れ、赤ちゃんの機嫌がよい時間が増えます。紙おむつの使用量が少なくて済むので、環境に優しいという側面もあります。

排泄体位からいうと、乳児期から出しやすい良い体位で排便をするので、便秘になりにくく、便秘症の体質であっても悪化しないという可能性がありますが、これに関しては、まだなんともいえません。排泄が自立する、ないしオムツが不要になる年齢は早くなると思われますが、これも個人差があります。紙オムツ普及以前の日本では、一歳ごろでオムツがいらなくなることは珍しいことではなく、オムツはせいぜい二歳までだったようです。

◎オムツなし育児・参考の本
『五感をそだてるおむつなし育児』三砂ちづる、医学監修・中野美和子、主婦の友社
『赤ちゃんはできる！ 幸せの排泄コミュニケーション』和田智代著、二〇一八年、言叢社

●排泄の自立

尿意・便意を感じてから排泄を行うことができても、排泄の自立ができるのはもっと後です。排泄の自立とは、尿意・便意が出たときに、子どもが養育者にそれを教えてトイレに連れて行ってもらう、あるいは自らトイレに行く、そしてトイレで排尿・排便し、後始末（排泄物を拭き取る）する、あるいはしてもらう、ということが可能ということです。つまり、子どもが、親とコミュニケーションがとれ、排泄したくなってもトイレに行くまで我慢でき、トイレまで移動する能力があることが条件です。これらのことができるためには、大脳の発達が必要で、およそ二歳ごろでしょう。

二歳ごろといっても個人差があります。尿意・便意がなかなかわからない子もいますし、わかってもトイレまで我慢するという能力がすぐには発達しない子もいます。条件がある程度整った上で、排泄はトイレでするのだ、という社会的ルールを学ぶのです。ルール、決まりごとですから、いい悪いではありません。オムツ内で、トイレ以外の場所で排泄して、何が悪いの？　と、それをなかなか納得できない子どももいるでしょう。自立を可能とするのは、子どもと親とのお互いの信頼関係です。全ての「しつけ」は愛情が基礎です。また、安心して排泄ができる環境が必要でしょう。

排泄の自立にはいろいろな要因が関係し、それぞれの家庭、それぞれの集団、あるいはそれぞれの国の習慣、文化によっても異なります。

排泄の自立のためのしつけ、トレーニングをトイレットトレーニング、**排泄訓練**といういいかたをしています。確かに訓練ですが、順序を踏めばできるとか、いっしょうけんめいやれば成果が得られるというようなスポーツの訓練とは異なります。早くできることが優秀である、というものでもありません。

またこれは、親子双方にとっての訓練でしょう。いきなり、自立できる子どもは少ない、失敗、成功を繰り返し、次第に安定してできるようになる子どもが多いでしょう。自分でなんでもやりたい、という自立心をうまく育て、また社会生活を送る上では、排泄にまつわる失敗を恥ずかしいと感じる気持ちも持たせなければなりません。あまり恥ずかしさばかり強調するのも、かえってよくないでしょう。このトレーニング期間は、親にとってもガマンの期間です。子どもは親の希望通りには動きません。信頼関係の上に排泄の自立が可能で、排泄自立訓練の過程を経て、親子の信頼関係が強まっていきます。

ときには、オムツに固執し、トイレでの排泄をいやがる子どもがいます。また、トイレという場所がイヤで、トイレ以外の特定の場所で排便するという子どももいます。頑固に嫌がるなら、無理強いはよくありませんし、無理強いしてもできないものはできません。まず、身体的に問題がないかを確認し、心理的な問題であれば、社会性が身につけば必ずトイレで排泄するようになりますので、そのまま子どもの成長を信頼して待ちましょう。無理にトイレでするよりも、オムツでもよいから、排泄した後の快便感を優先してください。実際にはトイレ排便のほうがすっきり出せるし、後も気持ち悪くないはずなのですが。

排泄が自立するには心身共に成長することが必要です。ひとりひとり、成長のスピードは異なります。また、ある点では早く成長しても、別の点ではゆっくりというように、ひとりの子どものなかでも、遅い早いがあります。大人になった時点で、みなと同じ社会生活ができるようになればよいのです。育児書に記載されているのは、単なる目安です。また、周りの人の子育て経験と比較する必要もありません。たった数人の子育て経験なんて、参考にするのはいいのですが、それと同じにする必要はありません。

小学生になるころには、ほとんどの子どもで排泄が自立します。自立できないのはなんらかの異常がある、あるいは異常が隠れているとみなしてもよいでしょう。でも、小学校一～二年の間は、なにかのはずみで、漏らしてしまうということもあります。大人だって、いろいろと不都合が重なるとそうなることはあります。繰り返すなら、異常を疑って受診したほうがよいのですが、たまたまなら、そういうこともある、ということで、そっと対処してあげてください。

排泄が自立すると、排泄のことを子どもまかせにする親ごさんが多くなります。ふだんからそれとなく、なんとなく、排尿・排便に問題がないかを見てください。

親が子どもの身体面をチェックするというのは、学業の成績をチェックするよりも重要なことだと思います。また、排泄についてだけでなく、身体のことで困った時は、あるいはなにか調子が悪いと感じたときは、親に話すように言っておきます。意外と身体の異常、不安を訴えない子がいて、すごく悪化し、どうしようもなくなってからようやくわかることがありますので。

排泄の自立はできていても、小学低学年の間は、まだ社会性が不十分で、時々困ったことがおきます。うまくいかないときにどう対処してよいかわからないのです。

排泄行動に対する総合的判断は、小学高学年、中学生と、さらに発達し、大人と同じ行動がとれるようになります。しかし残念ながら、発達はしても、排泄に関して無関心であることが多く、便秘などの排便の異常が大人までもちこしたり、あらたに出現してもそのままにしたりしてしまうことが多いようです。排泄の異常を、自分の身体の異常として捉えるという身体の感覚が育っていないのでしょうか。もしそうなら、排泄に関しての教育も必要だと思います。

排尿も、排便も、たいせつな身体からのメッセージ、お便りです。赤ちゃんから大人まで、ぜひ関心を持っていただきたいのです。

チェック　便の色でわかる子どもの病気

便の色がいつもと違うときは、病気が隠れていることが多いので、受診が必要です。わずかな異常で、とても元気でいつもと変わらなければ、少し様子をみてよいのですが、異常な色の便の量が多い、色の異常が続く、反復する、という場合は受診しましょう。

●白い便

便の黄色は、胆汁からの色です。胆汁は肝臓で作られます。そのもともとの材料は、血液のヘモグロビンです。胆汁は肝臓から、胆管という管を通って、十二指腸に流れ込み、胃でこなれた食物と合流します。消化吸収に役立ち、一部はもう一度吸収されますが、多くは便となり、便の色を黄色、ないし茶色にします。

乳児の便は、きれいな黄色ですね。一日に何度も排便する、流れのよい乳児は黄色便ですが、幼児になると、腸管細菌叢が変化し、それが黄土色、茶褐色になっていきます。また、一歳を過ぎると、便が大腸に長くとどまるときは、色が濃くなります。便秘のかたの古い便は濃い焦げ茶色、黒っぽい茶色です。

便を黄色にしているのは、胆汁ですから、白い便は、胆汁の混ざりが少ないことを意味します。つまり、胆汁が便に混じっていない、胆汁が腸に流れていない、または、便の流れが速すぎて胆汁が薄まっているということです。

腸管に胆汁が流れていない、流れる量が少ないものは、肝臓で胆汁が作られていない、あるいは作られているが少ない場合と、胆管が詰まっている場合とがあります。前者は肝炎で、いろいろなタイプの肝炎があり、また子どもでは生まれつき、肝臓に問題があって、胆汁を作ることができない場合もあります。胆管が詰まっているのは、胆道閉鎖症と胆管拡張症（総胆管嚢腫《のうしゅ》）が主な病気です。

胆道閉鎖症は、ほぼ生まれつきの病気で、胆汁は作られますが排泄できないので、黄疸が出ます。そして、放置すれば肝臓に溜まった胆汁で、肝臓が傷んで、肝硬変になってしまいます。生まれてからずっと白い便です。白いといっても、ややクリーム色にみえることがあります。一か月児健康診断の時に、胆道閉鎖症のチェックがあります。また、母子健康手帳には、便色のスケールが写真や色の比較表で載っていますので、もし便の色が真っ白でなくても、薄いと思ったら、必ずチェックし、受診してください。早く診断し、早く治療を受けなければなりません。

胆管拡張症は、胆管の一部が拡張あるいは嚢《ふくろ》状になり、胆汁の流れが悪くなる病気で、便の色が薄くなることがあります。生まれつきの病気ですが、みつかるのは生まれてすぐとは限らず、乳児期から幼児期のことが多いのです。これも放置してはいけない、手術が必要な病気です。

便の流れが速すぎる場合の白色便は胃腸炎による水様性下痢便です。代表的なのはロタウイルス腸炎です。嘔吐、下痢がひどく、脱水になります。経口補液剤という、薄く塩分を含む水で水分を補給するのですが、重症では、脱水の進行のほうが早くなり、危険なことがありますので、点滴による水分補給をします。予防接種は重症化を防ぐことができます。

ほかに食事の脂肪の吸収が悪いためにおこる脂肪性白色便もありますが、子どもではまれです。

●赤い便・黒い便

黒い便、赤い便は、血液が混じっていることを意味します。古い血液は黒くなりますので、黒いのは、食道、胃、十二指腸あたりからの出血です。代表的な病気は、食道炎、胃炎、胃・十二指腸潰瘍《かいよう》です。黒い便はタール便とも呼ばれ、便を伸ばすと赤黒く見えます。受診して、検査を受けてください。大量に出血すると、流れるスピードが速いので、黒くなる前に、つまり赤いまで出ます。もちろん、これは大変なことで、出血性ショックにおちいる可能性があります。

赤い便、いかにも血便という感じの便は小腸の下のほう、ないし大腸からの出血で、量もある程度多い場合です。メッケル憩室《けいしつ》という小腸の生まれつきの異常からの出血、特発性の乳幼児腸重積、大腸ポリープが代表的な病気です。いずれも治療が必要です。

腸重積《ちょうじゅうせき》は、乳児から二歳ぐらいまでの、元気な子どもに突然出ます。腹痛があり、イチゴジャムのような出血がみられます。

便のまわりに血液が付着する、排便の時に拭くと血が付く、排便後に血が垂れる、という場合は、肛門のすぐそばからの出血で、たいていは、裂肛《れっこう》（切れ痔《じ》）、肛門縁の鬱血《うっけつ》によるものです。子どもは大きな便だと硬くなくても、肛門が切れて出血します。また、肛門のすぐそばに血液が鬱滞《うったい》し、そこを硬めの便が通るときに出血します。これはおとななら内痔核《ないじかく》に相当しますが、子どもの場合は痔核というほどになるのは稀です。原因は両方とも、毎日排便しているようにみえても、直腸に溜めてから排便している慢性便秘症であることが多く、便秘症としての治療が必要になります。

下痢を伴う血便、粘液交じりの血便は、大腸の炎症を意味し、潰瘍性大腸炎などの、炎症性腸疾患の可能性があります。乳児でも、アレルギー性腸炎などがあります。急性の下痢で出血がみられるときは、出血性大腸炎かもしれません。早めに受診しましょう。

●緑がかった便

乳児では、時々、きれいな緑色の便が出ますが、あまり心配いりません。灰色を帯びた緑黄色便は、停滞している便です。たいていは生臭く、乳児にしては異様なにおいがします。便が溜まって、腸管細菌叢が変化しているので、便を溜めないように、の治療をします。

Chapter 2
便秘の解説

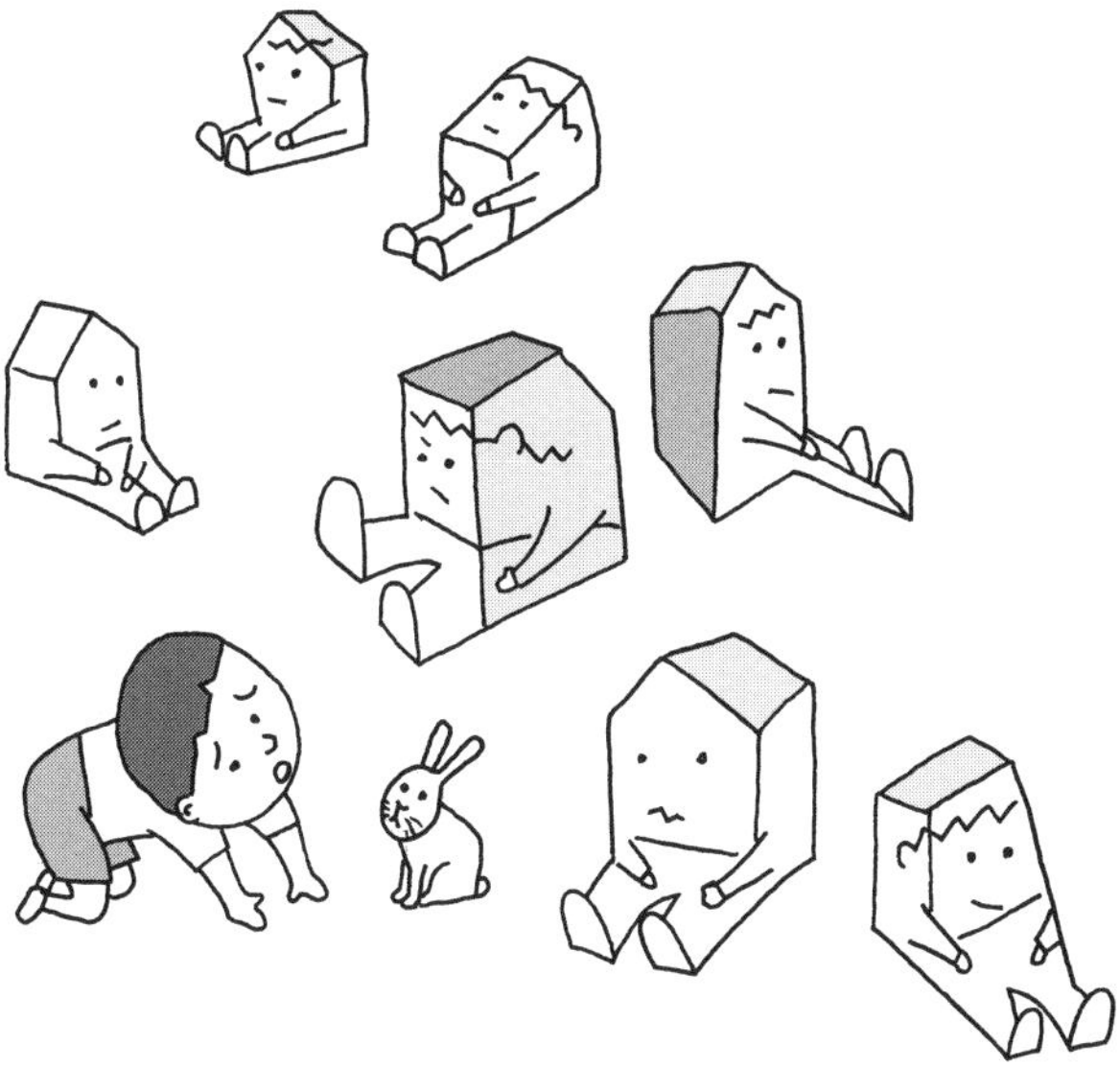

1. たかが便秘？

子どもが便秘ではないか、と気づいた時、すぐに受診しよう、とは思わない親ごさんが多いのではないでしょうか。

確かに一時的な便秘もあります。引越しなどの時、母親が出産でしばらくいない時など、緊張することが続き、しかも食生活が不規則になると、便秘になりますが、そういう出来事がなくなれば、またもとの生活に戻り、便秘も自然になおるのがふつうです。

しかし、便秘が二～三か月以上続くと、徐々に症状がひどくなっていきます。便秘に気づいた時に、まず食事に気をつけ、生活上のいろいろな工夫をするのはとても大事なことで、それで改善すればそれにこしたことはありません。ですが、便秘が慢性的になると、腸自体が排便しにくい状態になる、つまり腸に便秘の「くせ」がついてしまい、自然にはなおりにくくなっていきます。けっして、「たかが便秘」ではないし、「そのうちなおる」でもありません。後に述べる「悪循環」状態に陥って、悪化の方向に向かうと、治療もたいへんになってきます。そして、便が漏《も》れる状態になってしまうこともあります。

ですから、慢性的になった便秘症は、早く治療をしたほうが、いろいろな意味でよいのです。

ところが、子どもが便秘で苦しんでいても、励ますことでなんとかなると思っていたり、あるいは周囲のかたに相談したら、食事が悪い、しつけが悪いからならないのだ、と言われて、ひたすらいろいろな食べ物や、市販の便秘にいいといわれているものを試したりするかたが、少なくありません。また、小児科のクリニックで相談したが、適切な治療を指導されなかったというかたもいます。

慢性化した便秘の病態・仕組みを正しく理解し、適切な治療を受けることが必要です。

2. 便秘、便秘症とは？

便秘は、大便が長い間出ない、出にくい、という大腸の状態です。医学的には、**週に三回より少ない**（週に二回以下の排便）、あるいは**五日以上出ない日が続くと、便秘**としています。

便秘によって、苦痛が出てくると、つまり、便秘のため、おなかが痛い、苦しい、不快感がある、排便時に苦痛がある、出血する、ということが出れば、「便秘」です。一時的な便秘ではなくて、そういう状態が一～二か月以上続くと、「慢性便秘症」とみなされます。

ここで注意しなくてはならないのは、排便した、というのは、「よい排便」があった、ということです。よい排便＝**快便**とは、便意、つまり、排便したいという感覚があって、トイレに行って、楽に一日分の便（二～三日に一度の排便であれば、二～三日分の便）が出て、排便後にすっきりした、という感覚を持てる排便です。小さな小石のような便が出るだけ、というのは、便秘の可能性があります。コロコロした、あるいはねっとりした少量の便をしょっちゅう排便する（実際には、それは排便ではなくて漏れていることが多いのですが）というのも、便秘の可能性があります。また、年長児ではひどい便秘でも形としてはふつうの便のように見えることもあります。

3．子どもの便秘は、よくあること？

成人では便秘はかなり多そうです。成人女性の二〇%ぐらいが便秘ではないかという印象をもつ医療者は少なくありません。しかし、詳しい調査はなかなか困難です。成人の大腸の造影検査をみると、大腸が長いかたが多く、便秘になりやすい腸だといえます。

厚生労働省の国民生活基礎調査二〇一六年度によると、便秘の訴えを持っているかたは、全体で男性二・四五%、女性四・五七%であり、九歳以下は男児〇・五八%、女児〇・六六%、一〇～一九歳では男児〇・四六%、女児一・四五%です。なお、訴えの最も多い年齢層は、男性では八〇歳以上の一〇・七六%、女性でも八〇歳以上の一〇・八三%で、加齢と共に訴えを持つ人が増えています。この便秘に関する調査結果は、ここ数年、大幅な変動はありません。

以前の排便回数のみの調査などでも、便秘のかたは、子どもも大人も、もっと多いような印象を持っていました。厚労省のデータとはかなりの違いがあります。そこで、ＮＰＯ法人日本トイレ研究所[*注1]に相談し、二〇一五年から便秘の調査をしてもらっています。

二〇一六年六月に一般に公開された日本トイレ研究所の「小学生の排便と生活習慣に関する調査」では、全国四七都道府県のインターネットによるアンケート回答方式での調査ですが（調査画面の前に子どもが同席のもと、保護者が代理回答し、アンケートに際しては、便秘の調査とは知らせていない）、子どもの慢性機能性便秘症の診断の国際的な診断基準（ＲＯＭＥⅢ）に照らしてみると、便秘症の定義に当てはまる便秘（治療をしたほうが良い程度の便秘症を意味する）は、二〇・二％でした。

また、学会で発表された資料ですが、済生会横浜市東部病院が平成二五年度に行った横浜市鶴見区の保育園と小学一～二年生三五九五名の調査では、同じく国際的診断基準（ＲＯＭＥⅢ）で便秘症の定義に当てはまる子どもは、二〇％でした。そうとうな数ではないでしょうか。

なお、二〇一六年の別の時期に行った日本トイレ研究所の「親と子の便秘に関する意識調査」では、小学生の子を持つ保護者六二一名が対象のインターネット調査ですが、国際基準の慢性機能性便秘症診断基準にほぼあてはまる便秘に該当する保護者（多くは女性）は、二六・二％でした。

さらに問題なのは、前述の日本トイレ研究所のデータによると、便秘症と判定される子どもの保護者に便秘に対する認識を訊くと、子どもが便秘だと思っていたかたが五六・四％、思っていないかたが三二・〇％、どちらともいえないが、一一・七％だったということです。便秘だと思っていても、直

＊注1　ＮＰＯ法人日本トイレ研究所：「トイレ」をとおしてよりよい社会を考え、トイレ環境の改善をとおして、安全・安心できる地域社会・環境づくりに貢献することを目的に活動している（本書236～244頁に代表の加藤篤氏が寄稿）。

ちに受診することに結びつくかたは、おそらくまだ少ないと思いますし、医師の目からみると治療を開始したほうが良い状況にもかかわらず、そう思っていないかたが三分の一いる、ということは、多くの子どもが便秘で困っている、しかし、それを保護者が気付かずにいることが少なくないのです。

本人も気付かずに、あるいは気付いていても言わないでいる（赤ちゃんの時からの便秘なら、便秘なのが普通の状態ですから、あらためて訴えることはないでしょう）のではないでしょうか。

なお、前述の保護者に対する調査では、便秘症に該当する六二一人のうち、自分自身が便秘であると自覚している人は三〇・八％しかいませんでした。立派な便秘症であっても、自分で自覚するとは、大人でさえも限らないのです。

また、少し古くなりますが、二〇〇三年に発表されている大正製薬の「女性の便秘実態と排便意識調査」では、便秘の自覚症状がある二〇歳～四九歳の女性八〇〇人をWebアンケート調査しているのですが、いつから便秘症になったかの質問に、小学生以前からを含めて、全体の五六・五％が大人になる前から便秘症を自覚しているのです。

国の政策を決める厚生労働省の調査結果は訴えの有無で統計がとられていて、実際には自覚できない便秘症が少なくないのですから、当然、実際の子ども（大人も）の状態との乖離があるのです。そして、子どもからの便秘の持ち越しがかなりありそうです。大人の私たちは、子どもの毎日の快適な生活のために、そして長い目で見て、子どもたちの健康状態が将来的にも保たれるのか、ということも考え、排便の状態にもっと注意を向けるべきではないでしょうか。

●便秘の「訴え」の統計だと、こんなに低い便秘率？

厚生労働省「国民生活基礎調査の概況」にみる、年齢・男女別に見た
便秘の有症率（百人に対しての便秘の年齢別比率。2016年の厚生労働省の調査）

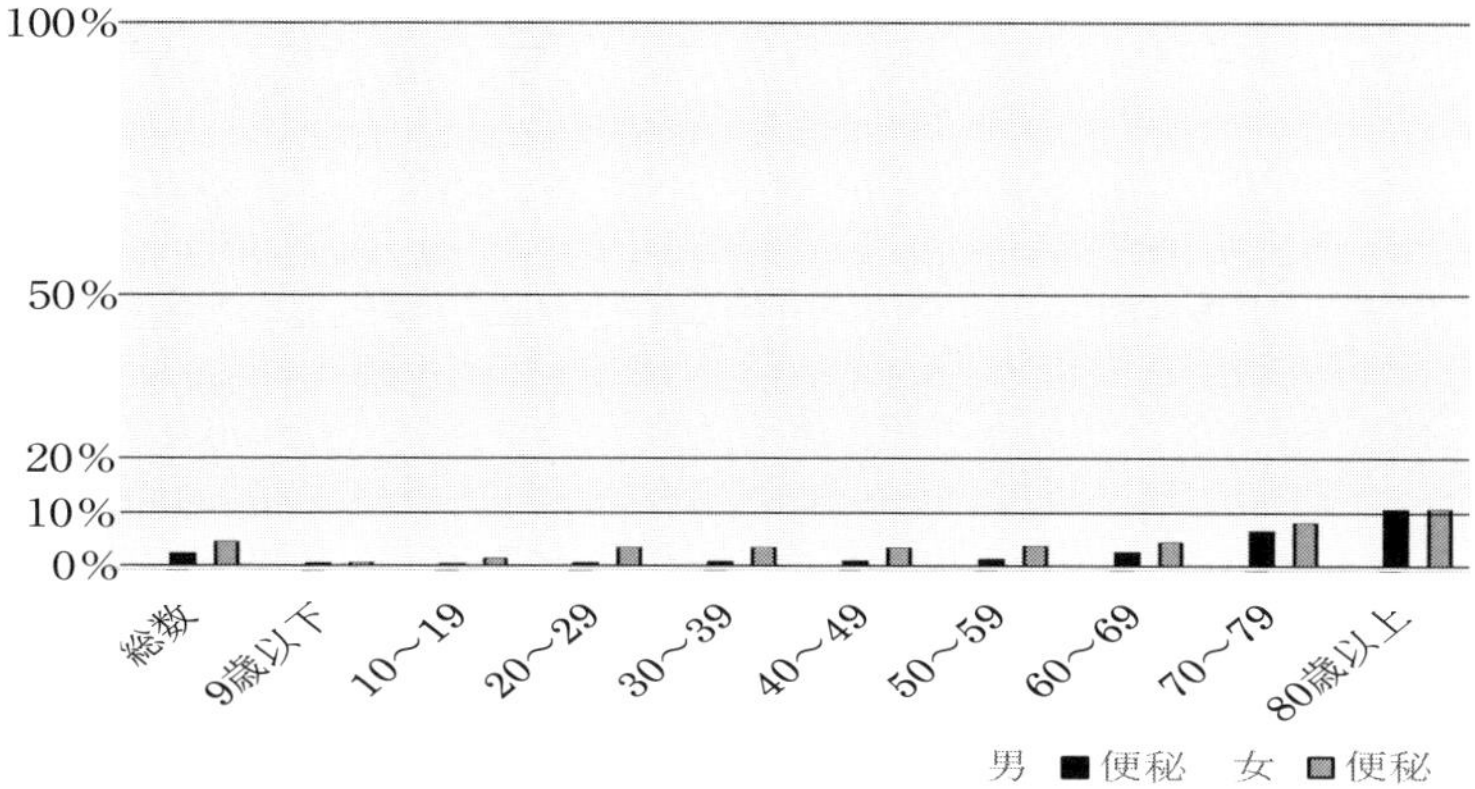

第10表 性・年齢階級・症状（複数回答）別にみた有訴者率（人口百対）、平成28年

	総数	9歳以下	10～19	20～29	30～39	40～49	50～59	60～69	70～79	80歳以上
男										
便秘	2.45	0.58	0.46	0.65	0.9	1.04	1.38	2.72	6.71	10.76
女										
便秘	4.57	0.66	1.45	3.52	3.55	3.48	3.83	4.56	8.22	10.83

＊ 2016年の厚生労働省、政府統計「国民生活基礎調査の概況」を元に、上記棒グラフを作成した。

● NPO法人日本トイレ研究所調査による便秘状況

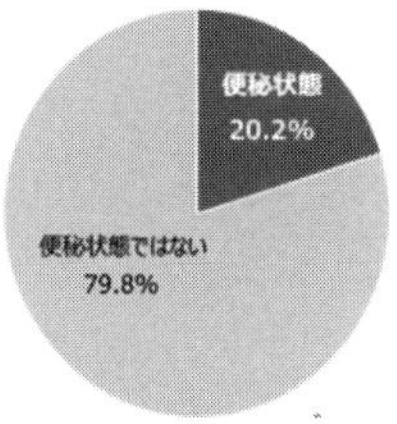

★全国の小学生の20・2％便秘状態

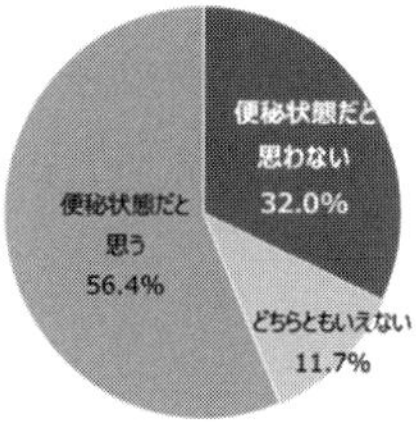

★子どもの便秘状態を認識していない保護者32％

＊ ROME Ⅲの定義に照らしあわせ、下記条件のうち２つ以上に合致する人を「便秘状態」とした。
・排便頻度が３日に１回以下。便失禁がある。便を我慢することがある。
排便時に痛みがある。便が硬い。トイレが詰まるくらい大きな便がでる。

＊ NPO法人日本トイレ研究所調査
2016年６月公開

COLUMN

便秘は増えている?

排便の異常、特に慢性特発性便秘症と過敏性腸症候群は、大人では増えているといわれています。その原因には、食生活の欧米化、現代社会のストレスなどが挙げられています。便秘症は子どもにも増えているのでしょうか? 国民生活基礎調査を見ますと、二〇〇七年度の便秘の訴えは、〇~四歳〇・一八%、九歳で〇・一四%、一〇~一四歳で〇・一七%で、これが実際の便秘症をどの程度反映しているかは前述のようにはっきりしないところではありますが、一〇年前と比べれば増えています。それ以前のデータはみつかりませんでした。

もともと、ヒトは大腸の形から「隠れ草食動物」とされていますが、特に江戸時代以前は、草食中心で、雑穀類、コメも玄米を食べていました。白いご飯は江戸の名物だったということは、それ以外のところでは精米のごはんはぜいたく品だったということです。ですから、すごい高繊維食だったのです。それに伴い、糞便量も今よりかなり多かったのです。便秘の率は多くはなかった可能性が大きい、それどころか、消化不良で、栄養が悪化するかたも多く、寿命も短かったのです。造影検査で赤ちゃんのころから大腸が長い人をよく経験しますが、大腸が長くても、それなりにうまくいっていたのでしょう。また、その時代は感染症が多く、現代のような清潔観念はなかったわけですから、消化管の感染症による下痢も多かったにちがいありません。便秘が慢性化しかけて、腸管に大便が溜まるようになったところで、下痢をおこし、溜まっていた便が一掃される。これで便秘症の悪化が防げた可能性はあると思うのです。

ここ数十年の食事内容の欧米化に伴う食物繊維摂取量の減少、胃腸感染症の減少と軽症化、それに加え、社会的ストレスの増加は、当然家庭内の緊張につながり、そのため子どもの排便の異常が増えている可能性はあります。

また、基本的生活習慣のリズムができていないことも大きい要因に思えます。太陽と共に起きて朝食をとり、日中はしっかり身体を動かし、夕食をとり、暗くなったら早めにぐっすり眠る。そんな「健康的な」生活を、幼児から学生まで提供できる環境が整っている家庭がどれだけあるでしょうか。

そう考えると、子どもの便秘が増えても不思議ではありませんが、ほんとうのところはわかりません。昔からのそんなデータはないのですから、増えているとも、減っているともいえないのです。

「排便外来」に来院されるかたたちをみると、便秘症に対する認識は少しずつ上がってきているように感じます。排泄、特に排便を話題にするということは、ここ数十年ほどタブー視されてきました。便秘で困っても、なかなか訴えにくかったわけです。また、便秘症を訴えても、そのうちなおるでしょう、とか、成長すればなおりますよ、とかいって、無視する医師は少なくなかったと思われます。世の中が豊かになり便秘のことを考える余裕ができ、知識の普及、権利意識の高まりで、困っているのなら受診しようという気持ちになることができ、発症率はそう変わらないけれど、受診率が増加した、という可能性もあるかもしれません。

4. 慢性機能性（特発性・習慣性）便秘と、器質性便秘

長期にわたって持続している便秘のことを慢性便秘といいます。慢性の便秘症には、器質性のものと、機能性のものがあります。

腸や全身的な病気のための便秘を、器質性（器質的、症候性）便秘といいます。解剖学的に異常があるもの、具体的には鎖肛（直腸肛門奇形、162頁参照）とその手術後、ヒルシュスプルング病（172頁参照）とその手術後、二分脊椎（181頁参照）、下部大腸を圧迫するような骨盤内病変です。これらについては、4章で解説します。また、全身的な内科的疾患がある場合、薬剤性のものなども、この中に含めます。

そういうはっきりした原因がみつからず、体質的とでもいうべき便秘、食事や生活習慣の中からおきてきた便秘を、機能性、特発性《とくはつせい》＊注2、あるいは習慣性便秘と呼びます。ある程度ひどい便秘では、器質性便秘ではないかどうかの詳しい検査が必要になってきます。

＊注2　「特発性」という医学用語は、原因がよくわからかない病気の時に用います。おそらくなんらかの原因はあるのでしょうが、現在の医学レベルではわかっていない、便秘になる理由がはっきり説明できない、ということで、そう診断するには、原因のはっきりした疾患は除外されていることが必要です。疾患の重症度とは関係がありません。特発性というと、なにか突発的に起きた病気のような気がしますが、そうではありません。「習慣性」というのは、生活・食事習慣から徐々に便秘になったというニュアンスです。慢性的なもの、という意味でもつかわれています。学会では、いろいろと話し合ったうえで、「小児慢性機能性便秘症」ということばを使うことにしました。

表 1. 慢性便秘症をきたす主な外科的・内科的基礎疾患と病態

A. 外科的疾患	
1)腸管神経異常に伴うもの	ヒルシュスプルング病，腸管神経の未熟性・低形成を認めるヒルシュスプルング病類縁疾患 internal analsphincter achalasia, intestinal neuronal dysplasia
2)直腸肛門形態異常に伴うもの	直腸肛門奇形，直腸瘤 , congenital funnel anus
3)脊髄神経系の異常に伴うもの	脊髄脂肪腫，二分脊椎，髄膜瘤，脊髄奇形，脊髄損傷，脊髄牽引症候群
4)骨盤内病変に伴うもの	クラリーノ 症候群，仙骨前奇形腫，卵巣嚢腫
B. 内科的疾患	
1)代謝内分泌疾患	甲状腺機能低下症，高カルシウム血症，低カリウム血症，糖尿病，副甲状腺機能亢進症，尿崩症，MEN（multiple endocrine neoplasia） type 2B
2)消化器疾患	嚢胞性線維症，セリアック病
3)神経・精神疾患	神経線維腫症，重度心身障害，脳性麻痺，先天性の発達遅滞，自閉症や注意欠陥多動性障害などの発達障害，反抗挑戦性障害，うつ病，摂食障害，心身症による身体化障害
4)腹筋の異常	プルーンベリー 症候群，腹壁破裂，ダウン症
5)結合織の異常	強皮症，全身性エリテマトーデス，エーラス－ダンロス症候群
6)薬剤	麻薬，フェノバルビタール，スクラルファート，制酸薬，抗高血圧薬，抗コリン薬，抗うつ薬，交感神経作用薬，抗腫瘍薬（ビンクリスチンなど），鉄剤，コレスチラミン
7)その他	重金属摂取（鉛など），ビタミンD 中毒，ボツリヌス中毒，牛乳不耐症，牛乳アレルギー，特殊ミルク，起立性調節障害，消化管異物，硬化性苔蘚

＊「小児慢性機能性便秘診療ガイドライン」 p. 29 より

5. 便秘かどうかは、便の見た目と様子で判断する

「1章　排便のしくみ」で大事なのは、一日の食べた量を一日で出しているかどうかということだと、述べました。そして、一日一回排便という場合、小さな便が一つだけは、出たうちに入らない、とも述べました。

回数だけでは、便秘の判断はできません。便の性状も重要です。正常といえる便は、水分含有量が七〇～八〇％ぐらいで、バナナ状、ないしソフトクリーム状です。水様便は下痢の時の便ですが、便秘のためにゆるい便、泥状便が出ることもあります。バナナ状でもゴツゴツした便は長く溜まっていた便で、さらに長く停滞していると、コロコロした小石状～木の実のような便になり、さらには兎糞《とふん》便と呼ばれる便になります。

便器にすぐ沈む重い便、焦げ茶色など色が濃いのは便が長く溜まっていたことを意味し、水に浮く軽い便、黄色い便は通過が早い便といえます。

また、子どもでは直腸に溜まってしまうタイプの便秘が多いので、おにぎり状、缶ビールぐらいの太さ、と形容される大きな便が出て（大人もびっくりの大きさで、よく出せるな、という大きさになります）、排便がとても苦痛になります。大きな便で、水洗トイレが詰まるというのも便秘のひとつの証拠です。あるいは、ねっとりした、粘土状というのも便秘の便です。これは、便秘のために、腸管細菌叢が悪化してしまった便で、生臭いようないやな臭いになることが多いようです。

よい便とわるい便
◎ブリストルスケール◎

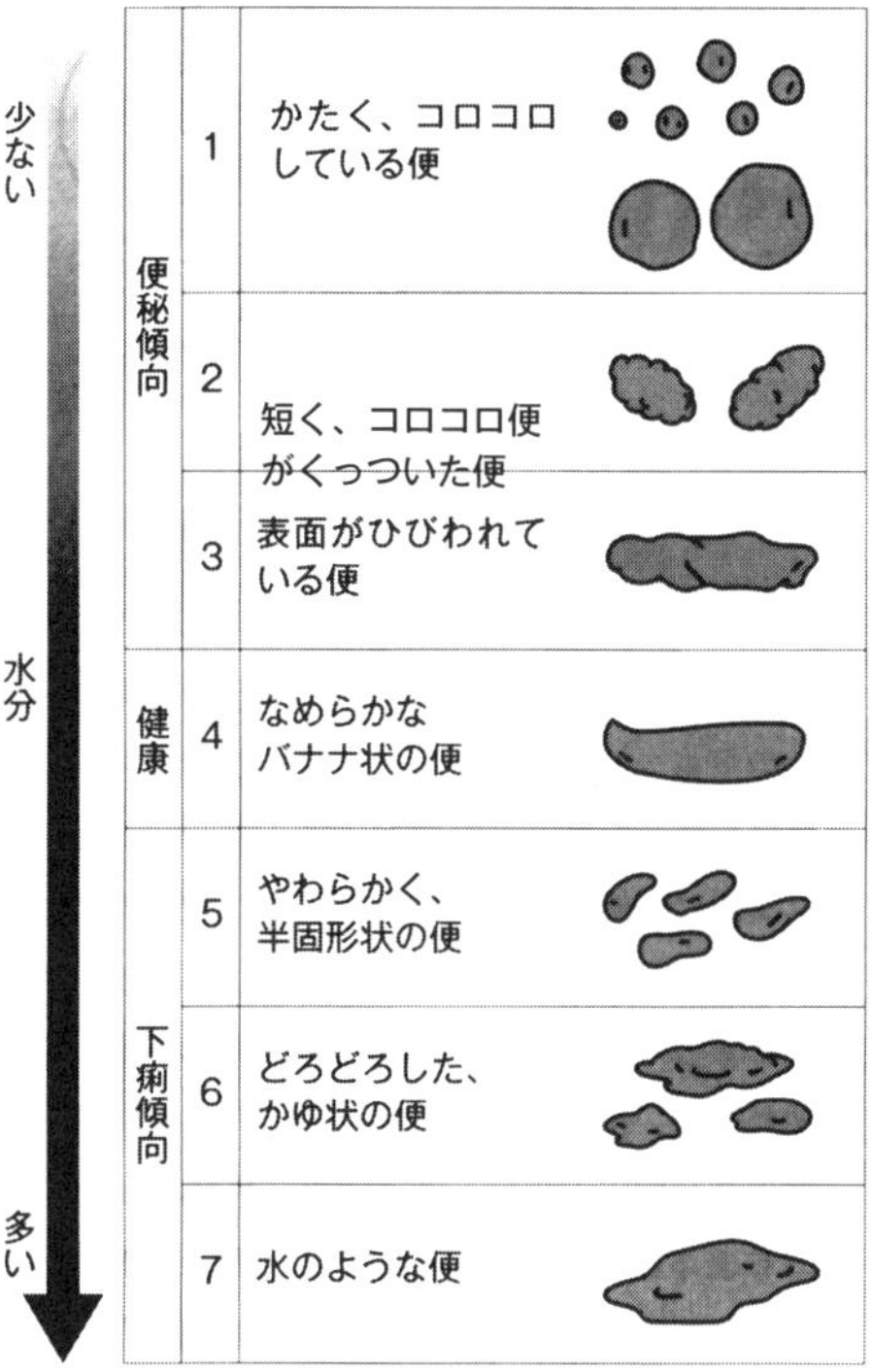

便秘傾向	1	かたく、コロコロ している便	
	2	短く、コロコロ便 がくっついた便	
	3	表面がひびわれて いる便	
健康	4	なめらかな バナナ状の便	
下痢傾向	5	やわらかく、 半固形状の便	
	6	どろどろした、 かゆ状の便	
	7	水のような便	

こんな便は便秘!!　子どもに多い、おにぎり便

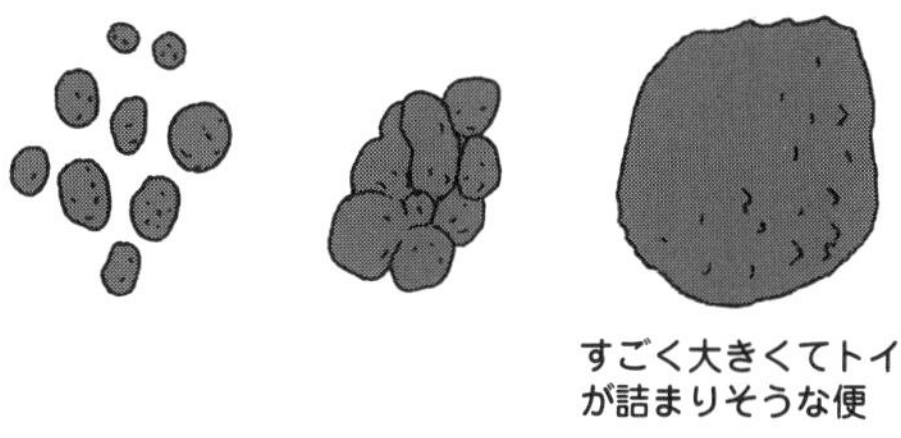

このため、ガス（おなら）もすごく臭くて、おならをしたことが、すぐわかってしまいます。

●排便するまでの子どもの様子で便秘かどうかを判断する

しょっちゅう便意が出て、トイレに行くが実際には排便しない、あるいはわずかしか出ない、何度か行ってようやく排便できる、という場合は便秘の可能性があります。トイレ時間がとても長い、排便の後も便が残った感じがしてすっきりしない、というのは、便秘の可能性が高いのです。

●よい排便とは

「便意（トイレに行きたくなる）」があって、トイレに間に合って、楽に便が出せて、出した後に「すっきり」する、という「快便」が、よい排便、正常な排便です。

6．慢性便秘症の病態と症状

排便異常の代表的なものは慢性特発性（機能性）便秘症です。便秘の原因が特定できないものを指し、習慣性便秘とも呼ばれます。この慢性便秘症の中で、一歳以上の子どもに多いタイプは、直腸に便が溜まり排便が困難になるものです。

前項で説明したように、直腸に便が降りてくると便意が出て、排便行動に結びつくはずです。直腸性の慢性便秘症では、常に便が溜まっているため直腸が拡張し、大量に溜まらないと便意が出ない、便意がきても大量の便を出すのは困難で、さらに便を溜めてしまう、という悪循環に陥り、便秘がなおらない状態です。直腸だけでなく、次第にその上流のS状結腸から上にも便が溜まり拡張し、**過長（腸が長く伸びること）**になっていきます。直腸に便が溜まり、いっぱいになっていることを**便**

直腸性便秘のしくみ

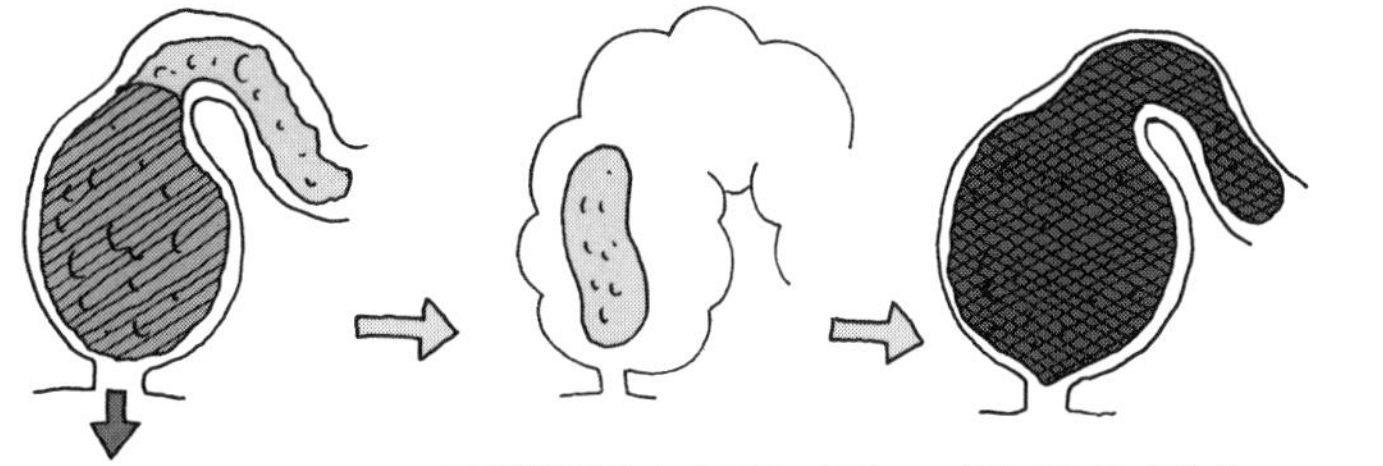
硬便の排泄＝
斜線部分なんとか排便
直腸が拡張したままで、1日分の便が来ても、壁を押さないので、便意が起きない
出しにくい便になって、ようやく便意が起きる

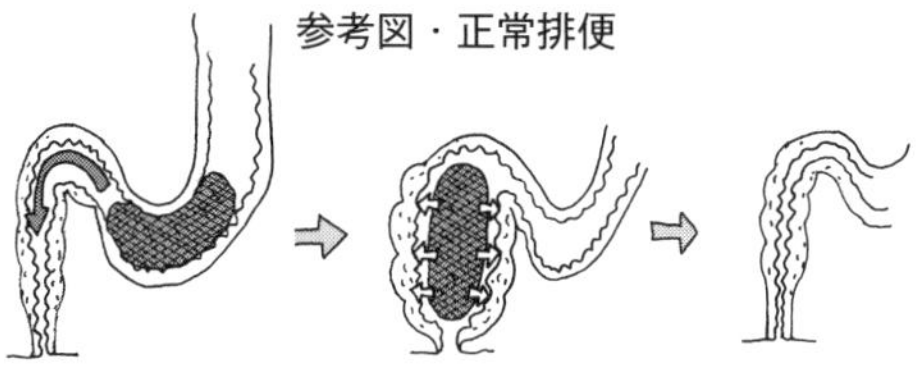

塊閉塞（便塞栓）fecal impactionと呼んでいます。

　症状は、ただ何日も便が出ないというだけではなく、便意はあるが我慢している、排便に時間がかかる、排便時の痛みが強く、肛門が裂け出血する、などの排便困難です。便塊で腸閉塞状態になり腹痛で救急外来を受診したり、腹部膨満、食欲低下をきたしたり、排尿の異常を伴うこともあります。大きな硬便で水洗トイレが詰まります。腹部腫瘍と誤認されたかたもいます（「排尿の異常」は、次章「治療」であつかいます）。

　最も困ることは**便失禁**（便の漏れ、下着の便汚染）で、**遺糞症**とも呼ばれます。幼児期から小学一〜二年生までは、苦しがり泣きながらの排便、出血など目立つ症状があるので、保護者、学校側も気づき、受診に結びつきやすいのですが、三年生以上ぐらい、あるいは幼児でも体力があったりすると、便の性状によっては、排便困難の訴えが

便失禁

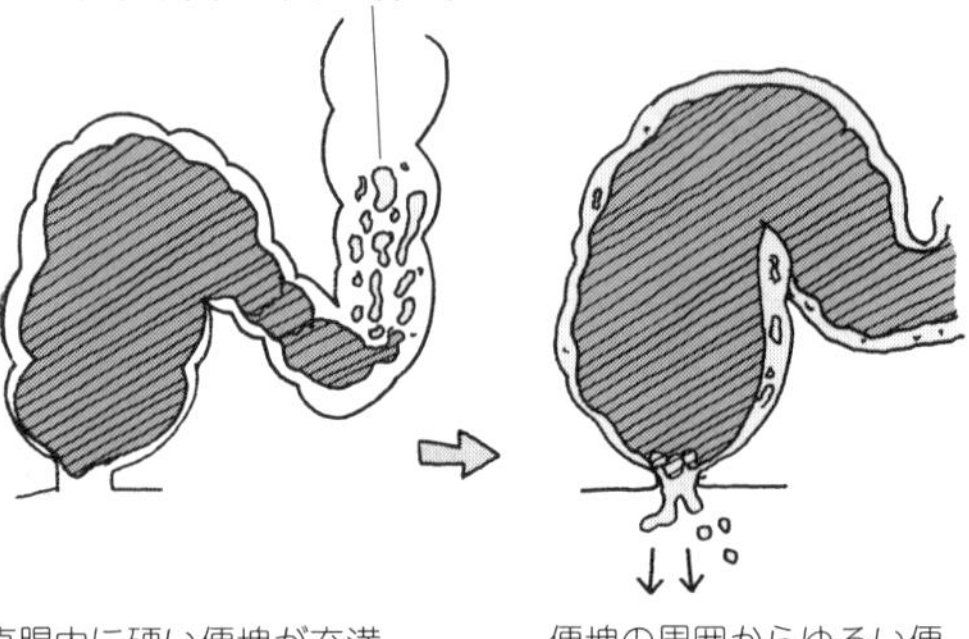
便塞栓の上流では便性がわるくなり、ゆるい便になる
緩い便が直腸に溜まっている大きな硬い便のまわりから漏れ出たり、大きな便の塊の先だけがこぼれ出るためで、無意識のうちに漏れている。
直腸内に硬い便塊が充満＝便塞栓
便塊の周囲からゆるい便が回りを溶かしながらあふれ出る

少なくとも表面には出なくなり、便失禁を訴えての受診が増えます。受診すればよいのですが、この年齢になると、本人は便秘にまつわる恐怖、恥ずかしさを正視しなくなり、便秘であることを隠し、失禁・下着の汚れがあっても知らんぷりをすることがあります。便失禁は、直腸に溜まっている大きな硬い便のまわりから緩い便が漏れ出たり、大きな便の塊の先だけがこぼれ出るためで、無意識のうちに漏れているのです。オムツをしている場合は、この漏れないし少量の排便を普通の排便と思い、便秘ではないと判断されることも多く、また便の漏れを本人のだらしなさのせいとして叱りつけてしまいます。実際われわれの外来に来院した小学生のおよそ半分に便失禁、下着の汚れがあり、その三分の一以上では便の回数は少なくはありませんでした。オムツをしている子どももいました。このような状況では子ども自身は、**自尊感情**が低くなりますので、便秘の治療にも心理的な面を考慮しながらの対処が必要です。

なお、便失禁には、腸管運動の機能不全に起因するもの、

便秘の悪循環

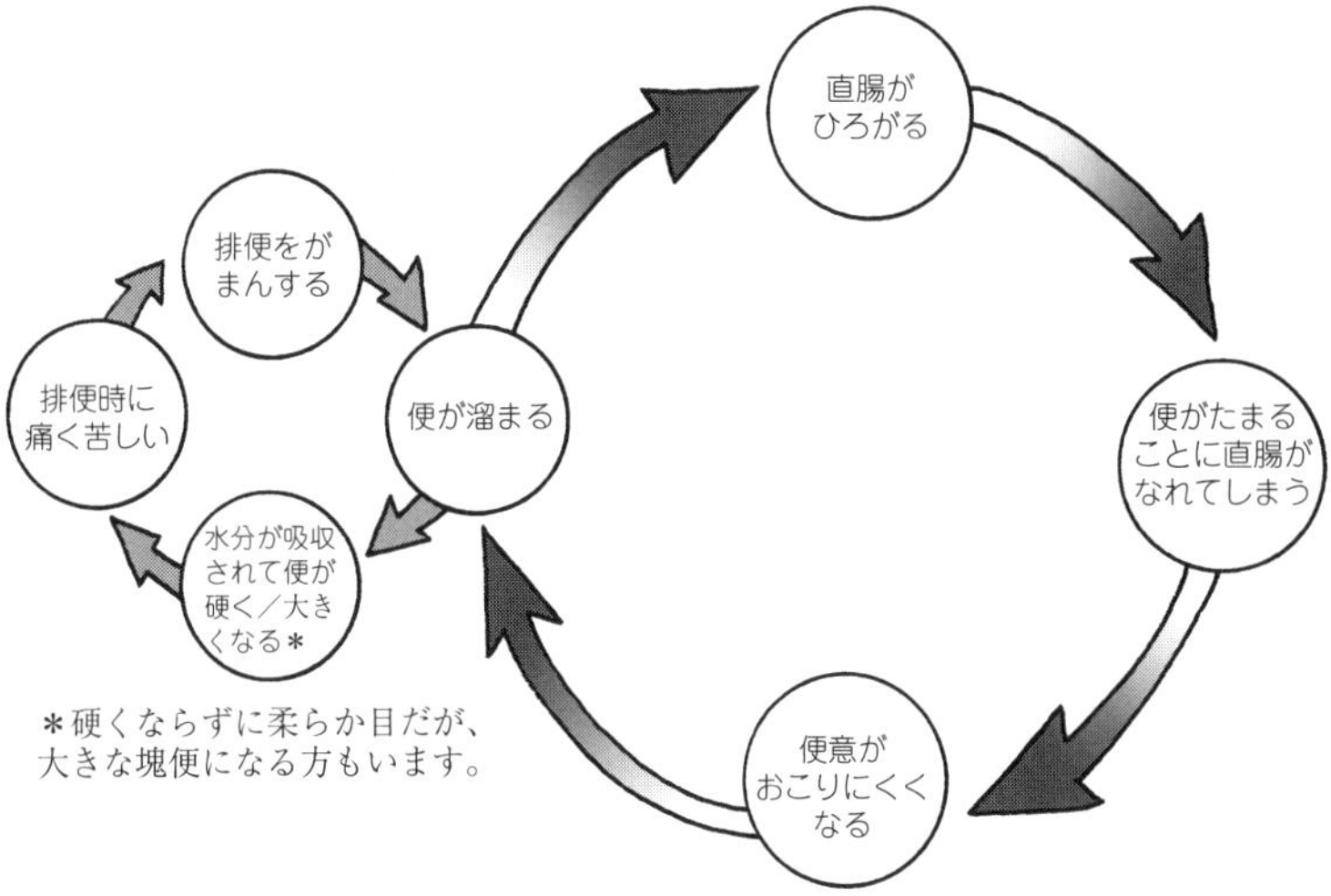

＊硬くならずに柔らか目だが、
大きな塊便になる方もいます。

便秘を伴わない心理的な要因が大きいものもみられます。

7. 便秘の「悪循環」

なぜ、便秘は徐々に悪化（進行）するのでしょうか？

これには、子ども特有の事情があります。いつのまにか少しずつ便秘が進んで、あるいはなにかのきっかけで便秘が進むと、**便が硬く**、あるいは**大きな塊**になります。離乳食が進むと便に形ができて、一歳を過ぎ、大人に近い食事になると、また一歳半ぐらいに偏食が出てくると便が硬くなり、便が出にくくなります。どちらが先かはともかく、そういう時に、硬い／大塊の便が続いて、**排便の時に痛い思いをす**ると、一～三歳の小さい子どもでは、**排便が怖**

くなってきます。このため、つぎの**排便を我慢**するようになります。

便が肛門まできて、生理的には便を出す状態になっているのに、肛門の括約筋を締めてしまい、それでいて排便のために力《りき》むという、**矛盾した状態**になります。

よく、両足をX形に交差させ、何かにしがみついて、我慢しています。神経は刺激を続けると疲れて反応しなくなりますので、**便意が遠のき**ます。でも、またしばらくして、便意が出ると、また我慢する。そういうことを**繰り返し**ています。直腸には便が残ったままですから、そこで水分が吸収され、どんどん硬く、あるいは大きくなっていきます。そうなると、出るときにさらに苦痛ですから、さらに我慢するようになり、そこで、**「悪循環」**がおこります。

直腸は本来はからっぽで、便が降りて来て、便によって直腸の壁を押し広げて、便意を感ずるのに、「悪循環」では、つねに便が存在する、という状態になります。いつもその状態ですから、直腸は、いつもある便以上の大きさ、量の便が来ないと便が降りてきた、という認識ができない、**鈍い腸**になっていきます（56頁、図参照）。

ひどくなると、大きな便が直腸にはまりこんでいる状態となり、便を押し出す動きがむずかしく、すごい努力が必要になります。

溜まる状態が続くと、直腸は、大きな便をなんとか出した後も、空っぽにはなりますが、ふつうのようにぺちゃんこに戻らずに、拡張した、**ぶかぶかの腸**のままですから、一〜二日分の便が降りてきても、それを認識できません。三〜四日以上溜まってから、ようやく便が直腸の壁を押す刺激をおこすので、また硬く大きな便になってしまいます。つまり、**鈍く拡張した直腸になってしまうと、数日溜めないと、便意がわからないし、便意がわかるころには、出すのがたいへんな便になってしまう、**ということです。

大人なら、溜まりすぎていれば、排便が苦しいとわかっていても、出さなければ、と思うし、多少痛くても肛門の問題だ、と認識してがんばって排便します。

しかし、小さな子どもは、そのへんの理解ができません。**恐怖心**のほうがはるかに強いため、どうしても我慢し、「**我慢ぐせ**」がついてしまい、また直腸自体も鈍くなっている、ということをわかって下さい。この時、無理にトイレトレーニングを行うのは逆効果です。肛門から大便がみえている、とか、少量出かかって排便をやめてしまったりしているので、出しなさい、と命令しても無駄です。楽に排便できないと、トイレでの排便は難しい。便秘をなおすことが先決です。

8. 便秘の診断

便秘症の診断は、お話を聞く（問診）だけで、ほとんどつきます。問診後に、おなかと肛門、肛門周囲を会陰部から臀部まで診察します。さらに、単純レントゲン撮影、超音波検査などを行って、便の溜まり具合をチェックすることもあります。

何か器質性疾患が疑われるとき（表2）は、さらに精密検査をします。具体的には、造影レント

表 2. なにか特別な原因がある場合にみられる徴候

胎便（うまれて初めての便）が生後 24 時間以内にでなかった
成長障害（身長ののびが悪い）や体重減少がある
繰り返す嘔吐
血便
下痢（軟便が頻繁にでる）
腹部膨満（おなかがはっている）
腹部腫瘤（おなかを触ると便以外の塊をふれる）
肛門の形や位置がおかしい（医師が診ます）
直腸肛門指診の異常（医師が診ます）
脊髄疾患を示唆する神経所見と仙骨部皮膚所見（医師が診ます）

表 3. 便秘を悪化させる原因・誘因となるもの

育児・生活状況の問題	強制的トイレットトレーニング、トイレ嫌い、学校トイレ忌避、親の過干渉、性的虐待、家庭環境の変化、いじめなど
便量の減少と乾燥	低食物繊維食、慢性的な脱水、低栄養、栄養失調

(「小児慢性機能性便秘診療ガイドライン」より)

ゲン検査、直腸肛門内圧測定、直腸粘膜生検、ＭＲＩ検査、などです。

受診の際に、ふだんの便通の状態、困っていることを記録しておいてください。

受診前の二〜三週間ぐらいの排便の記録（日誌）があると、とても参考になります。

●器質的疾患がある場合にみられる徴候

表2にある症状があっても、ただちに器質的疾患があるとは限りません。ひどい便秘のかたでは、こういう症状はよくあります。医師が話を聞いて、それが異常かどうかを判断しますが、それは疑わしいという段階で、診断にはさらに精査が必要です。

チェック　排便日誌

参考となる排便日誌を二例ほどあげてみます。

毎日の排便の記録をつけることは、便秘がなくても、全ての子どもにとても良いことです。養育者が、子どもの身体の状態につねに気を配って、毎日排便しているかどうか、どういう排便をしているかを、それとなくチェックできていれば、いちいち記録する必要などないのです。

しかし現実的には、なかなかそうもいきません。親が仕事を持っていることも多いし、家事で忙しい毎日ですから、ある程度成長すると、そこまでみていられない、というかたも多いでしょう。かならず決まった時間に毎日排便するという習慣ができている子どもではチェックしやすいのですが、決まっていない場合はわかりにくいものです。

そういう場合は、排便記録を、一定期間つけてみてください。幼稚園や小学校によっては、積極的に勧めているところもあるようです。一年のうちのある一週間、たとえば、誕生日から一週間、あるいは夏休みの始まりの一期間など、**毎年決めておく**とよいでしょう。

便秘の定義で述べたように、排便回数が一週間に三回より少ない場合は、便秘症が疑われますから、食事の内容や、生活をふり返ってみましょう。また、便の形からも、便秘傾向があることが推察できます。食事内容を変えて便秘傾向が改善するかどうか、また、時間をおいて一週間チェックをしてみましょう。

もしも、週一～二回しか排便していないようなら、本人にそれがふつうのことなのかどうかを確認して、本気で治療を考えてください。

●治療としての排便日誌

排便外来を受診すると、ほぼかならず排便日誌を書くようにと指導されます。排便の記録をつけることで、養育者がさまざまなことを振りかえることができます。また治療を指導する医療者側には、とてもたくさんの情報がもたらされます。指導するうえで、重要な情報です。親ごさんによっては詳しく記載してくださるかたがいます。また、毎日、便の写真をとってそれを日誌として、一か月単位のきれいなカレンダーにまとめてくるかたもいます。便の記録と同時に、生活の中でどういうことがあったのか、外出した、母の実家にお泊りした、旅行した、幼稚園で行事があった、風邪をひいた、などを記載してあると、それも参考になります。親にとっても、こういうことがあると、便が出やすい、あるいは、出にくい、ということがわかってきて、それに合わせて、本人の状態を調整してやることができるようになっていきます。

日誌の形式はなんでもよいのですが、治療の初めのころは、詳しいほうが治療上の情報としてよいでしょう。たいていは、二週間単位、あるいは一か月単位で、排便の有無、形状とその時刻、使っている補助手段と量、それを使った時刻を記載するようになっています。治療がうまくいってほぼ一定のパターンになれば、一か月単位のカレンダーに排便の有無だけ付けるような簡単なものでもよいでしょう。治療がなかなか安定しないようなら、詳しい記載を続けるほうが、親に

排便日誌

記入例

排便状態を正確に知ることが大切です。
毎日欠かさず記録しましょう。

お名前

飲んでいる薬と量

飲んでいる薬を書いておきましょう → ① カマ 0.7g 朝、夜

② ラキソベン 3滴 夜

月 日	時刻（0 6 12 18 24）	薬(○·×) 朝	昼	夜	気づいたことなど
月 日 月					
火					
水					
木					いきんでいるが、なかなか出ない
金	② E			○	病院に行った。浣腸で出してくれた。
土	④	○		○	
日	⑤ ④	○		○	
1 月 21 日 月		○		○	
火	② P	○		忘	夕食をたべずに寝た
水		○		○	中耳炎になり、抗生物質をもらった
木	① S P ② B	○		○	硬いうんちが出て血が出てしまった
金	③ L				
土					
日					

うんちがでたら、ぬりえなどでお子さんと楽しみましょう。

薬を飲んだら○、お休みしたら×を入れましょう

浣腸した時はE

便の出た時刻に○を書き、○の中に硬さを入れてください（右上表にある数値を入れます）

便の量が特に少ない時はS／痛みがあったらP／血がついたらB

便の量が特に多い時はL

便の硬さ	排便量・排便時の症状
① コロコロ	S とても少ない量（目安：小指より小さい）
② コロコロの塊	
③ やや硬い	L 大きな塊
④ ふつう	（目安：大人の片手より大きい）
⑤ やわらかい	P 痛みがある
⑥ どろの様	B 血がついた
⑦ 水の様	E 浣腸

「小児慢性機能性便秘診療ガイドライン作成委員会」から日誌を採取してください。
http：//www.jspghan.org/constipation/

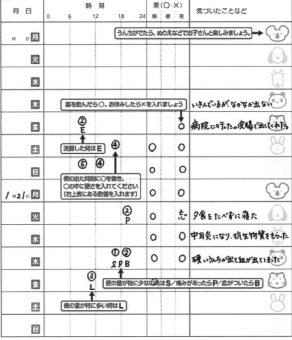

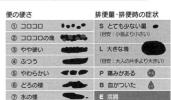

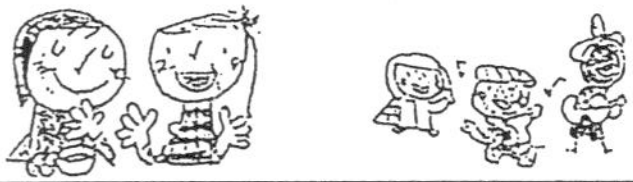

排便日誌

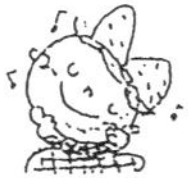

名前：＿＿＿＿＿＿＿＿

月日	時間	硬さ	量	太さ	おなかの症状	お薬	処置	備考
4月5日	10:00	ふつう	中位	バナナ	――	マグネシウム 0.3g 朝	――	
4月6日	10:30	ふつう	中位	細めのバナナ	――	〃	――	
4月7日	14:30	ふつう	中位	バナナ	――	〃	――	入園式
4月8日	（うんちなし）					マグネシウム 朝夜各0.3g		
4月9日	18:00	硬い	すこし	ピンポン玉	すこしお腹いたい	〃		
4月10日	19:00	硬い・柔い	多量	バナナ	うんちしたそうにしていたので浣腸		浣腸30mg	
⋮								

排便外来・仕様の排便日誌

4月

日	月	火	水	木	金	土
29	30	31	1 ○	2 ○	3 ○	4 ○
5 ○	6 ○	7 ○	8 ×	9 ○	10 ○	11 ○
12 ○	13 ○	14 ×	15 ×	16 ○	17 ○	18
19	20	21	22	23	24	25
26	27	28	29	30	1	2

○＝排便あった　×＝排便なし

かんたんな記録

とっても、医療者にとっても、参考になります。スマートフォンのアプリにも排便日誌があるようで、それを使うのもよいでしょう。もし、記録をつけることが、とても負担になるようなら、むりにつけることはありません。親のできる範囲でよいのです。

食事療法で便秘を改善したい場合は、さらに食事内容も同時に記録すると、いろいろな情報が得られます。食事の記録は、管理栄養士によって精密に内容評価を行う場合は、詳しい献立、材料、量の測定なども必要ですが、今はスケールを入れた写真で概算することもできます。

ふだんは、献立と使った材料程度の記録でよいでしょう。しかし、それだけでも、かなり面倒なことなので、私自身は食事記録は要求していません。それに幼児では、食事の改善自体がとてもゆっくりとしたペースでしかできませんので、記録することでの負担にみあう効果が得られないのです。あまり進行していない便秘症のかたでは、排便の記録と食事内容の記録とを同時に行うことで、食事と排便状況との関連が見えてくると思われます。

現実的には、小学生以上で、本人が食事で排便状態を改善しようという意欲を持っている場合に、有効な方法です。

●相談1：六歳・男児、母親より

◎ただの便秘かどうか、心配

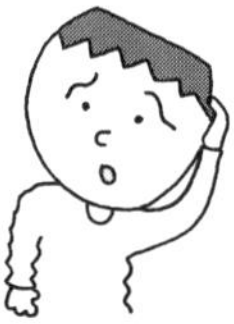

便秘が小さい時からあり、一週間くらいでません。酸化マグネシウムを飲むと下痢になったり、パンツに便汁がでてしまい大変です。おなかも一週間にならないと張ってきません。よく食べ動き水分もとってきて、小児科ではただの便秘しかいわれないし、一度おっきい病院で腸の検査したいのですがどうしたらよいですか？

★お返事

一週間に一度の排便という便秘、ということですね。一週間に一度は、楽に排便できるのでしょうか？　一週間たっても、おなかが張って苦しくならないのでしょうか。

酸化マグネシウムは、どういうタイミングで内服してますか？　一週間出ないときに内服しているのですか？　お子さまの状況がよくわからないので、一般的なお答えにします。

幼児から小学一年生ぐらいの便秘は、肛門のすぐそばの直腸に溜まってしまうタイプが多いのです。小学一年ぐらいだと、おなかの一番下に溜まりますから、一週間ぐらいたたないと、おなかは張りませんし、おなかが張らないようなら、食欲も落ちません。直腸に固い（あるいはねっとりした）大きな便が溜まり、出口をふさいでいますので、溜まっているところに、酸化マグネシウムのような便をゆるくする薬を内服すると、ゆるくて出やすい便だけが、栓をしている大きな便のまわりから、便の塊を溶かしながら、漏れてきます。漏れているのですから、本人は出るのがわかりません。そして便の塊がとけて出やすくなると、ようやく大きな便も出ることがあります。

「ただの便秘」ですが、便が漏れるのなら、治療しないといけない状態です。便秘に詳しい外来がある病院に、早く行ったほうがよいでしょう。

年齢が大きくなると便秘の治療が難しくなりますので、一年生の間になおすようにしたほうがよいと思います。

◇◇

●相談2：七歳・女児、母親より

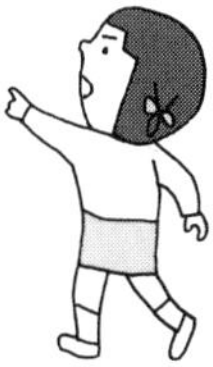

◎下着が汚れる・しらないうちにオナラ

娘は自分のオナラに気がつきにくいようです。音が鳴るときは分かるようですが、音の無いオナラが知らないうちに出ている、ということが度々あります。恥ずかしくて誤魔化しているのかとも考えましたが、どうやら本当に分からない様子です。

また、下着に少量の便のようなものが付いていることが多いです。これもいつ付いたのか自分では分からないそうです。ゴマのような固形と黄色い汁が付いています。お尻が拭けていないせいかとも考えましたが、お風呂で綺麗にした直後の下着に同様の汚れがあり、何か問題が別にあるのではと考えるようになりました。

インターネットで情報を求めるうちに、これは便失禁の類だと分かりましたが、どこに相談したものかと困っています。

ちなみに、娘の排便はもっと小さい頃からずっと通常は毎日一回大きなバナナ状です。一年前か半年前くらいまでは排便後にわずかに血が付くことが続いていましたが、量が少なく痛みも無いというので様子を見ているうちになくなりました。

★お返事

オナラもそうですが、下着に便が付着するのは、今はあまり学校などでも問題がないようですが、もし悪化すると臭いますから、心配ですね。

下着に便が付着するのは、「下着汚染」と呼ばれるもので、便失禁の軽いものです。

毎日よい便が出ていれば、失禁はおきないものですが、もしかしたら、排便はあるが、すっきり出ていない、つまり、肛門のすぐそばの直腸に便が溜まっていて、押し出し式に出てはいるが、直腸を十分からにすることができない状態なのかもしれません。バナナ状便は良い便を意味するのですが、ねっとりした便（便のまわりがとけかけているような便）で、臭いが強い、生臭い臭いだとすると、溜まっている可能性が高いです。便が溜まっていない、つまり排便はちゃんとできているが、わずかに便が漏れてしまうというかたも、時にはいます。そういうかたは肛門〜直腸の感覚が鈍い（神経の病気）という可能性があります。便が漏れる、というかたは、オナラも自覚できにくいことがよくあります。溜まっている便だと臭いが強いので、オナラが目立つということもあります。いずれにしても一度排便に詳しい小児外来で、診察を受けたほうがよいと思います。原因がわかれば、それに合わせた治療が提案できます。

●相談3：二歳二か月・女児、母親より

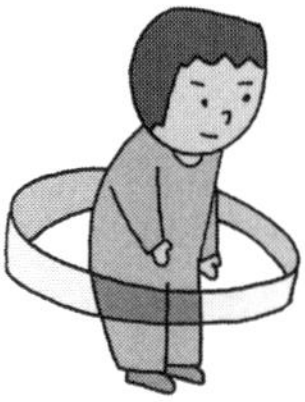

◎チビチビ排便、スッキリ出ない

便は柔らかめなのにちびちびと何回かに分けてしか出ず、本人もお腹を痛がったり、いきんで泣いたりしているのですが、スッキリ出ないことです。

五日ほど続くとさすがに苦しそうなので、浣腸を使って出すのですが、便は軟便でそれほどスッキリした様子ではなく、またちびちびした便が繰り返されます。お尻を拭くと非常に痛がるのでシャワーを使っています。お尻をみると周りにすりきずのようなものがあり、肛門には何か疣《いぼ》（？）状のものがあります。

もともと、三か月頃から便の回数は少なめでした。一歳半頃には週に一回～二回、硬い便を泣き叫びながら出すといった状態で、その頃小児科にかかり、酸化マグネシウムやラキソベロンを処方されましたが、なかなか改善されません。食事も注意し食物繊維の多いものやヨーグルト等も試しました。オリゴ糖を取り入れたりもしましたが、なかなか改善しません。今年の春ころ（一歳九か月）からは浣腸も使い始めました。六月頃（二歳）からは便が硬い時もありますが、むしろ上記のような状態です。

どういった病態が考えられ、どう改善していったらよいのでしょうか？

まずどういったことに取り組んだらよいのでしょうか？　病院を受診するとしたら、どの分野の先生に診てもらうのが良いのでしょうか？

◇◇◇

★お返事

直腸性便秘の典型的な症状です。肛門のすぐ上の直腸に、便が溜まって出せない状態で、本人が苦しがっています。便が詰まっているので出したいのですが、直腸が便が長く溜まっていることで伸びてしまい、動きが悪くて、全部を出し切れません。浣腸ですべて出し切っても、伸びた腸は感受性が鈍くなっているので、たくさん溜まらないと、便が溜まった感覚がわからない、それでまた出しにくい便になってからようやく出したくなる、また出せなくて苦しむという悪循環です。

今使っている浣腸は量が少ないのではないでしょうか？　一二歳でも、グリセリン浣腸三〇㎖ないし六〇㎖ぐらいはおそらく必要でしょう。そのぐらい用いて全部出し切ると、その場はすっきりするはずです。一時的には（二～三日は）楽な状態になり、またたくさん溜まってくると苦しくなり出すのがふつうです。少量（一〇㎖ぐらい）では、浣腸の刺激で少しは出るけれど、スッキリ出ないので、かえって苦しいだけで、便もゆるくなり、少量ずつ出るのが続きます。「お尻を拭くと非常に痛がる」のは肛門のすぐそばに便が溜まっている可能性が高い。また「疣状のもの」は肛門が切れた時にできる「みはりイボ」の可能性があります。軟便なのは、便性が悪いからです。便の溜まりがひどくなると、便の中の良い菌は死んでしまい、悪い菌＝下痢になる菌が残って増えます。だからねっとりした軟便になって、それが溜まって硬くなった便を溶かしながら出てきます。だからたまには硬い便もでます。ゆるい便がいつのまにか漏れることもあります。

「酸化マグネシウムやラキソベロン」の内服、「食事も注意し食物繊維の多いものやヨーグルト等も試し、オリゴ糖も」こういうふうに便を柔らかく出やすくしても、肛門のすぐ手前で溜まって出せない状態ですから、本人はどんどん便が来て刺激だけ受けて、かえってつらい状態です。

ともかく直腸に溜まる癖をなんとかなくさないと、良くなりません。直腸の状態を改善すれば、内服薬、良い食事が有効になります。今の状態では効くものも効かない。

とりあえず、毎日浣腸、それも三〇㎖がよいでしょう。今、三〇㎖を使っていてスッキリ出ないのなら、六〇㎖にしてください。浣腸はすっかり嫌いになっていると思います。有効に浣腸が使われていないのです。浣腸で苦しい思いをして、そのくせスッキリしない。**毎日しっかり浣腸で便を出して、スッキリした感覚を、甦らせて**あげなければなりません。毎日浣腸すれば、一日分の便を出せばよいので、五日に一回、五日分の便を出すよりも、ずっと楽ですよね。

子どもの排便に詳しい外来をもつクリニック・病院の受診をお勧めします。受診するまでは、とりあえず上記の浣腸を毎日、または一日おきに、行ってください。

9. 排便と食事

便は、食べたものの結果ですから、食事は排便状態と密接に関係しています。

便秘、というと、ふつうのかたは、まず食事に気をつけようと思うのではないでしょうか。そのこと自体はよいのですが、子どもの便秘をよくしようという場合は、もう少しよく考えてみてください。

まず、排便のしくみのところで述べたように、排便には、材料が必要です。便のほとんどは、食べたものの残りかすですから、食事量が多ければ、便量が増え、便の流れがよくなり、便秘になりにくく、軽い便秘であれば、改善します。

大人の女性の便秘の多くは、食事の改善でかなりよくなります。子どもの、直腸に溜めてしまうタイプの便秘でも、軽い間は、便を柔らかく出しやすくして、多量の便で流れを良くすれば、毎日排便し、そのうちに成長で直腸に溜めるクセが良くなっていくことが多いと思われます。

便量を増やすためには、食事がまず大事で、なによりたくさん食べることが重要です。実際に便秘を発症する（便秘が明らかになる）年齢は、便に形ができることで便量が減る、離乳食開始時ないし離乳食が進んだころ、幼児食になったころ、そして偏食が始まる一歳半から二歳ごろです。また、母乳のときに便秘気味で離乳食開始で便量が増えて改善する方もいますし、一歳前後に便秘であっても、母乳を止めて食事量が急に増えると、便秘が改善したりもします。

便の残渣を増やすために、食物繊維を増やすことも一つの方法ですが、大人とちがって、あまり神経質になることはありません。食物繊維は不消化物ですから、子どもにとっては、負担の多い食事ですし、口触りもわるいので、あまり好まない子どもが多いのです。味付け、調理法で工夫することは大事ですが、偏食がなかなか治らない子どももいます。

便秘をなおすためといって、無理に嫌いなものを食べさせようとするのはどうでしょうか。実際に無理強いしても食べないでしょう。食事は何よりも、楽しくおいしくいただくものではないでしょうか。たくさん食べることを優先してください。参考に、食物繊維について、以下に説明します。

チェック 食物繊維のとり方

●食物繊維とは?

食物に由来する難消化性炭水化物の総称です。難消化性とは、人間の腸管の持っている消化酵素では分解されないということです。ですから、小腸で消化吸収されずに大腸に達して、便の材料となり、また、大腸に棲みついている良い腸管細菌叢のエサとなります。

食物繊維には、水に溶けてゲル状になるタイプ（水溶性）と、水分を吸収して膨らむタイプ（不溶性）とがあります。水溶性のタイプは粘り気を上げるので、糖質の吸収を抑えることができると考えられ、血糖や、コレステロールの低下作用があるとされています。そのほかのよくない物質の吸収も妨げてくれるようです。また、水分を調整する作用があって、硬い便は柔らかく、ゆるい便は形があるようにすることができるとされ、過敏性腸症のかたにも勧められていますが、どの程度効くかは、個人によって差があるようです。また、良い腸管細菌叢のエサとなり、それを増やして腸内環境を整える作用があります。海藻に含まれる海藻多糖類、熟した果物のペクチン質、植物の種子、葉、根にあるマンナンなどが、この水溶性タイプです。

便秘によいのは、主に不溶性タイプで、水分を吸収してふくらみますから、便のかさを増す作用があります。便の量と消化管の通過時間は逆相関がある。つまり、便量が増えれば、それだけ大腸を刺激して早く通過することになりますので、便秘がよくなるわけです。腸管細菌叢を整える作用、水分調節作用もあるとされています。しかし、便の溜まり具合や、腸管の過敏性によっては、腹痛が出たりして、悪化することもあります。このタイプは、野菜、雑穀、豆類、小麦胚芽（ふすま、ブラン）に含まれているセルロース、ヘミセルロース、ペクチン質、リグニンなどです。

●食物繊維の必要量は？

厚生労働省の出している「日本人の食事摂取基準」二〇一五年度版では、食物繊維目標量は成人（一八歳以上）で、一日あたり男性二〇g、女性一八g以上とされています。

子どもについては五歳までは目標設定がなされていない。

六～七歳の男子一一g・女子一〇g、八～九歳で男子・女子一二g、

一〇～一一歳で男子・女子一三g、一二～一四歳で男子一七g・女子一六g、

一五～一七歳で男性一九g・女性一七g以上となっています。
アメリカのガイドラインでは、健康の維持に有効な量として、三～二〇歳までの摂取最低量として、年齢＋五gとしています。

摂取カロリーからいうと、一〇〇〇カロリーあたり、一〇gぐらいとるというのが目安です。

実際に、われわれがどのぐらい摂取しているかというと、平成二五年国民健康・栄養調査では、一～六歳で八・五g、七～一四歳で一三gで、大人では二〇歳代が一二g、六〇歳代でも一六・五gと、思春期以降から大人では食物繊維の摂取量がかなり少ないことが判明しています。

●食物繊維の摂取量を増やすには?

①食事で食物繊維をとるには?

★主食で摂る

主食では、白いものよりも、茶色いものがそれだけ精製度が低いということですから、食物繊維が多く含まれます。つまり、ごはんなら白米よりも玄米や雑穀米、パンなら白いパンより全粒パン、ライ麦パンなどの茶色いパン、うどんよりもそば、ということです。

しかし、注意してほしいのは、精製度が低い、繊維が多いということは、消化が悪いもの、ということで、それだけ腸の負担になるということです。赤ちゃんの離乳食、食事を始めたばかりの幼い子供、腸の弱い子どもにはムリということです。具体的にみてみましょう。

ご飯茶碗軽く一杯がおよそ一〇〇gです。

・一〇〇gの白米で食物繊維が〇・三g、胚芽精米で〇・八g、玄米で一・四g

・玄米・雑穀を混ぜた白米のごはんでは、玄米ご飯一割で〇・四g、二割で〇・五g、三割で〇・六g、

・麦ごはんでは、麦一割で〇・六g、二割で〇・九g、三割で一・二g

・雑穀ごはんでは雑穀一割で〇・七g、二割で一・一g、三割で一・五g

玄米、麦、雑穀は身体によさそうですが、実際に玄米だけのごはんは、あまりおいしいものではありませんので、子どもは食べません。大人用のごはんと、思ってよいでしょう。また、かなりしっかりと噛まないと、食物繊維としての働きをせずに、単に不消化物としてそのまま便に出てしまうことになり、幼い子どもではかえって腸の負担となり、痛めることにもなりかねません。せいぜい一〜二割を混ぜるのがよいところですが、その場合、ヨーグルトを少量加えてごはんを炊くとよいということです。二割混ぜても、白米のごはんよりは、かなり食物繊維の摂取量が増えることになります。胚芽（ふすま）はそれほど腸の負担にならなくて摂取できるという意味ではよさそうです。

ご飯以外では、食パンは一枚が六〇gで、食物繊維が一・四gですが、胚芽パン、全粒パン、ライ麦パンなどはもっと多くなります。

それ以上に食物繊維がとれるものとしては、シリアル類があります。シリアル類の中で、ブランという名称が入っているものは、小麦胚芽が含まれていて、たとえば、ケロッグ社のオー

ルブランには一食四〇gで一二・九gです。このほかにも、いろいろな商品が販売されています。ブラン入りのビスケットなどもあります。

★副食（おかず）で摂る

野菜、イモ類、きのこ、海藻類には食物繊維が含まれています。ここで気を付けてほしいのは、たくさん摂取するためには、量をとる必要があるということです。ですから、煮たり焼いたり、炒めたりという加熱過程を経ることで、量はかなり減り、たくさんの量を食べることができるようになります。生の状態、つまり野菜サラダでは、わずかの量しか摂れません。また、サラダに適したレタス、キュウリなどは食物繊維がとても少ないのです。生の野菜サラダは食べなくてもよい、と考えてもかまいません。

具体的には、水溶性食物繊維が多いのは、きのこ、特にえのきだけ・なめこは多く、おくら、納豆にも多いのです。わかめなどの海藻、里芋、こんにゃくもそうです。ヌメヌメ、ヌルヌル系の食物です。りんご、ミカンなどの果物も。不溶性食物繊維が多いのはほうれん草や、かぼちゃなどの根菜類です。また、果物にも多くて、柿、バナナなど。

★食物繊維製品で摂る

食物繊維を多く含んでいるという食品や飲料、食物繊維そのものも、販売されています。

これらを、間食として摂ったり、食事に混ぜて摂取するのもひとつの方法です。食物繊維が効くのは、水分の存在を前提としていますので、水分摂取は多めのほうがよいでしょう。

10. 排便と生活習慣

排便のしくみで説明したように、腸管の運動は自律神経が調節しています。交感神経と副交感神経がうまく働いている状態にするには、毎日のリズムがたいせつです。腸管運動は副交感神経が主に司っています、副交感神経がよく働くのはリラックスした状態です。しかし一日中リラックスしているわけにはいきません。緊張する状態があって、リラックスする状態があるような生活、メリハリのある、楽しく充実した生活がよいのです。

本来、子どもは思い切り外で遊んで、遊んでいるときはハラハラ・ドキドキがあって、とても楽しい、うちに帰るとホッとする環境で、家族でおいしい食事を食べて、よく眠る。学齢期になれば、学校という社会では、緊張しながらも、勉強に集中し、あるいはスポーツに熱中し、うちに帰ると、のんびりできる。そういうリズムのある生活です。

「早寝・早起き・朝ごはん」は、このリズムを作るのにとても有効です。また、よい睡眠は子どもにとって、もちろん大人にとってもですが、大事です。早寝することで早起きができ、しっかり朝食をとることができます。早寝するには、一日が充実し、身体もある程度疲れていれば、よい睡眠環境であれば自然にできるでしょう。午後の夕方近くに身体をよく動かすと、よく眠れることがわかっています。学校から帰ったころに、外遊びをすることは合理的なのです。

食事時間はある程度決まっているほうがよいでしょう。三食ともバランス良くとりましょう。しかし、子どもにはいろいろなタイプがあります。何をやっても遅いタイプ、早寝・早起きができない子どももいるでしょう。朝は少ししか食べられないという子どももいます。「早寝・早起き・朝ごはん」にこだわって、子どもにガミガミ怒ってばかりいるよりは、そういうのんびりした子どもだと思って、ムリなことを押しつけるよりも、生活が楽しいことを優先してもよいのではないでしょうか。毎日が楽しくなくては、緊張するばかりで、排便には悪く働きます。

早寝早起き、十分な睡眠
規則正しい生活
バランスのとれた食事を決まった時間にとる
身体をよく動かす

①水分の摂取

水分の摂取は子どもにとって大事です。排便の状態にも水分がもちろん大事です。夏あるいは冬に、水分摂取量が少なくて、便秘が悪化するかたがいます。

脱水のないかたでは、水分を多量に摂ったから便秘がよくなるということは、理論的にはなさそうです。食事をすると、消化吸収のために、胃、小腸では、何リットルもの胃液、腸液が分泌され、また再度吸収されるのですから、口からの水分を一リットルぐらい余計に摂ったところで、尿量は増えますが、便秘がよくなることはありません。

しかし、実際に便秘のかたを、一年を通して拝見していると、夏の暑い時期に水分摂取量が少なくなって、便が固くなり、便秘が悪化するかたがいます。

子どもはびっくりするくらい汗をかきます。やはり、水分摂取が足りないのでしょう。また、暑いと多量に水分を摂取するタイプの子どもでは、逆に排便が順調になります。冬の寒い時期に水分摂取を嫌がると、便秘が悪化する方もいます。

水分はやはり一日に一〇〇〇㎖ぐらい（食事の水分も含めて）はとったほうがよさそうです。特にマグネシウム剤などの浸透圧性の薬剤を内服している場合、食物繊維を付加している場合は多めのほうが良いでしょう。

摂る水分は、ふつうの水、ミネラルウォーター、麦茶がよいでしょう。お茶は、カフェインなどが含まれていますので、子どもがふだんに多量を飲むものではありません。うすめのほうじ茶はかまいません。

飲むときは、少量ずつにします。小さなコップで、しょっちゅう飲むのがよいでしょう。ふだんは、がぶ飲みはよくありません。また、常温がよいのですが、暑いときは冷たいものでもかまいません。また、ただ「飲みなさい」と言っても、子どもはなかなか飲まないものです。親も一緒に飲む、そこにいるお友達もみんなで飲む、というようにしましょう。ふだんから、こまめに水分を摂るクセをつけましょう。

②環境の変化

成長の過程では、元気な子どもであっても、いろいろな事件がおきます。きょうだいが産まれること、引っ越し、親の入院、幼稚園に入る、小学校に入学する、などなどです。また、さまざまな行事、発表会、運動会、お泊りの保育、宿泊学習なども、子どもにとっては大きなできごとです。こういうできごと、イベントの時、その前後は、かなりの緊張状態になります。したがって、交感神経優位の状態になり、便秘が悪化しやすくなります。

③運動について

適切な運動は排便にもよいでしょう。適切というのは、小学生までは、楽しくできる程度、ということです。ハードな運動、やり過ぎは、子どもの成長ということからも好ましくありません。具体的には、一回一時間以内で、週二回程度です。小学生になると、本人がやりたいというから、ということで、毎日のようにハードな練習をするスポーツクラブなどがありますが、よくありません。

便秘によい運動というのは特にはありません。身体全体を使った運動、思い切り走り回ったり、大声を上げたりすることが、おなかの筋肉群も、横隔膜も鍛えることになります。経験的には、ジャンプ、躯幹を捩《ね》じるような動き、しゃがみ歩き、雑巾がけの動きなどがよいようです。リズミカルにするのがよいでしょう。

Chapter 3
便秘の治療①

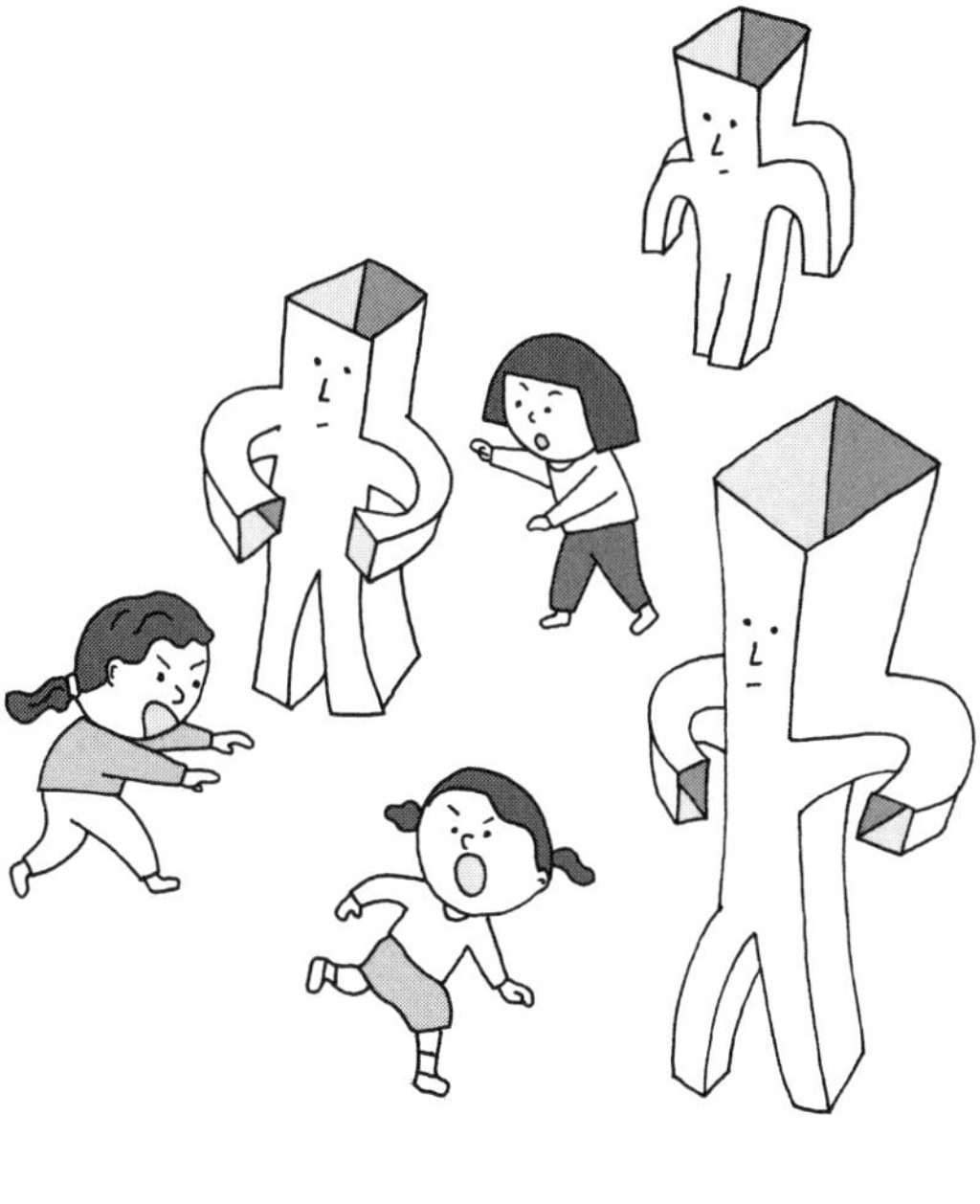

慢性機能性便秘症

1. 本来持っている機能を発揮させる

便秘の治療のゴールは、正常の排便パターンにすることです。「正常の（普通の）排便とは」で述べたような快便にすることです。

「慢性便秘症」（52頁参照）の治療は、便秘の状態をよくする治療です。便の流れの良い状態を保つ治療です。便秘の原因を除去するのではありません。原因は複合的なものですから。良い状態を保ち、大腸が本来持っている機能を発揮させるようにする治療です。

治療方針を決めるために、まず肛門のすぐそばの直腸に便が詰まっている（便塊閉塞、fecal impaction）かどうかをチェックします。というのは、ここに便が詰まっている場合は、大腸の最後のところに、いわば、栓をして塞いでいる状態ですから、一般に考えられている治療では、うまくいかないことがあります。つまり程度が強い場合は、食事療法、内服薬による治療などがなかなか効きません。それどころか、腹痛や嘔吐をおこしたり、便が漏れたりして、かえって症状が悪化することさえあります。

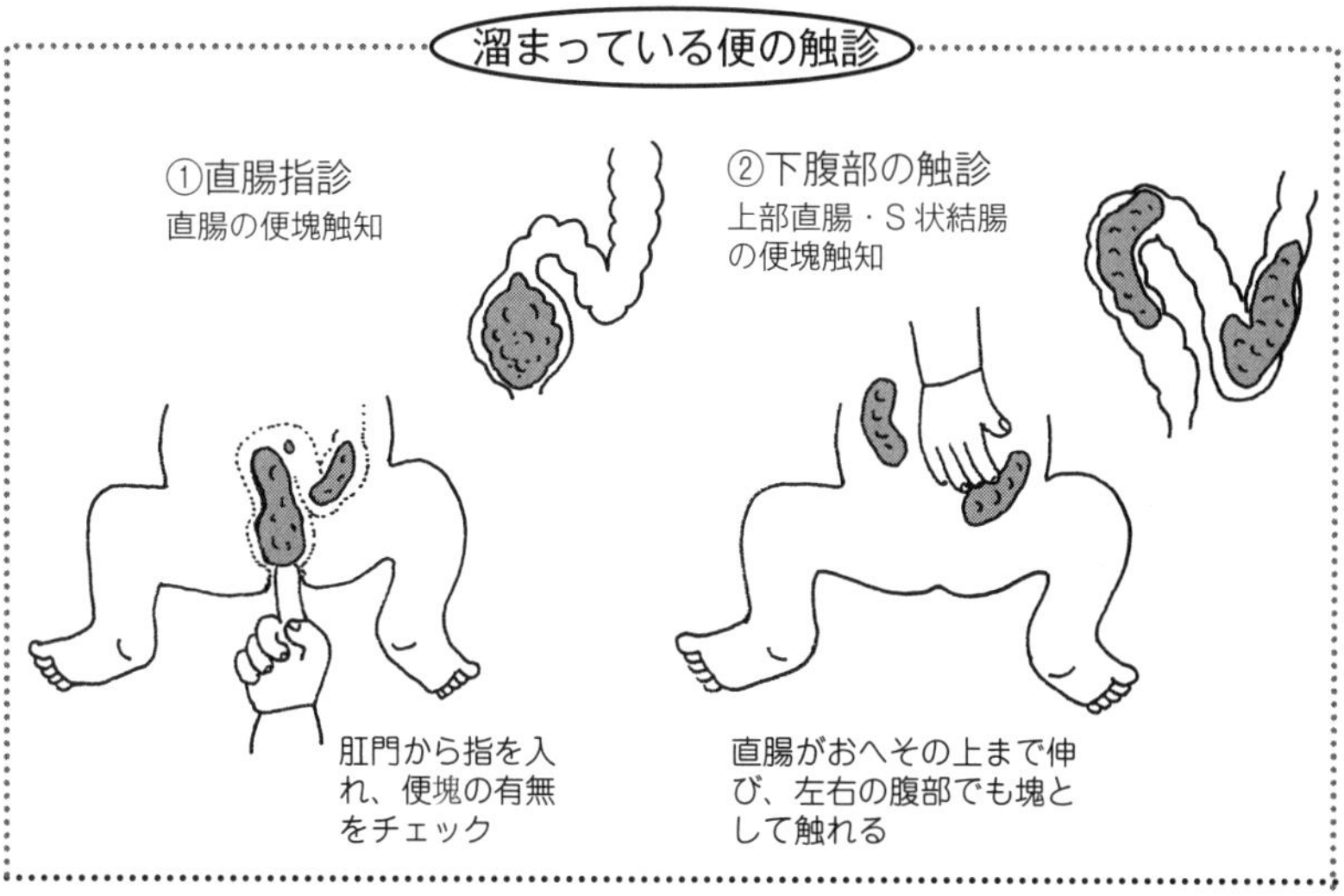

溜まっている便の触診
①直腸指診
直腸の便塊触知
肛門から指を入れ、便塊の有無をチェック
②下腹部の触診
上部直腸・S状結腸の便塊触知
直腸がおへその上まで伸び、左右の腹部でも塊として触れる

●便が肛門のすぐそばに詰まっているかどうかを判断するには

〈症状から疑わしいのは〉

・すごくいきんでがんばって出そうとしているのに排便できない――ひどいと、一日中、いきんでいることもあります。

・便が漏れる――しみのように便が下着に付着している、小さな便が漏れる、肛門の周りの皮膚についている、肛門周囲の皮膚が荒れて赤くなる。

・しょっちゅう少量ずつ排便する――ねっとりした便を出す。いつのまにかでていることもあります。

〈診察では〉

・診察でおなかを診ると、大便の塊が触れる――おなかが全体にあまり張っていない場合は、下腹部の真ん中で、あるいは左下腹部、時には右腹部で、便に触れます。

・診察で肛門・直腸を診察すると（直腸指診）便が溜

まっている。

肛門から指を入れると、直腸に便がぎっしりと充満しています。肛門ぎりぎりまで溜まっているのです。たまたま多量の排便のあった直後の診察では、直腸指診で、拡張した直腸がわかり、少しの残便があることもあります。

医師が診察しなくても、親が子どもの肛門を見ると、肛門が開きかけて、便の塊が見えることもあります。

〈検査では〉レントゲン撮影、超音波検査で、直腸に大量の便がみえる。

●便が直腸にたまっている場合——便塊除去

・まず、溜まりきっている大量の便の塊を出します。この方法には、溜まりの程度によって、溜まりがそれほど強くなければ、内服薬を使いますが、ある程度強いと、肛門側から、浣腸などの手段を用いて、機械的に出します（便塊除去 disimpaction といいます。これは医師がおこなう）。

この時に、しっかりと、溜まっている出しにくい便を出して、すっきりさせることが大事です。浣腸などの管が入らないほどぎっしり詰まっているときは、まず指で手前の便を掻き出します（摘《てき》便《べん》）。そのうえで、オリーブ油などの、刺激が少なくて、腸の壁にくっついている便を剝がれやすくするために油を注入する。数時間いれたままにして、さらに、**グリセリン浣腸**（105頁「浣腸のやりかた」参照）で溜まっている便を出します。溜まりきっている便を出すのはとてもたいへんなので、場合によっては、全身麻酔をかけて便を出すことすらあります。

便塊除去は、一回の処置である程度できてしまうこともありますが、実際には、長期間便秘の状態が続いていて、直腸だけでなく、大腸の半分ぐらいにぎっしり便が溜まっていますので、二～三週間かかることもあります。程度の強い方では、入院して行うこともあります。私のいる病院では、一週間程度の入院でこの便塊除去を集中的に行い、検査、栄養指導、など、まとめて行っています。外来通院で行うときは、主に家庭で毎日排便させるように、内服、坐薬・浣腸を使ってもらいます。

便塊除去ができると、便秘の症状、つまり、便意が何度も出てしょっちゅうトイレに行く、便意を我慢して騒ぐ、便が漏れる、といったことがなくなって、生活が楽になり、小さい子どもでは機嫌がよくなり、熟眠できるようになり、食欲が出てきます。便の性状も変わり、悪臭が減ってきます。

●ある程度、便が出て溜まりがなくなったら――維持治療

再び溜まることがないような治療を行います（維持治療）。

最初に述べたように、便秘の治療の目的は、正常の排便パターンにすることです。

最終的には正常排便パターンの、毎日から三日に一度程度、楽に排便できるようにすることですが、治療の過程では、ほぼ毎日排便するように治療を行います。

便秘症のかた、特に直腸に便を溜めて出せなくなっているかたでは、直腸が数日分の便を溜めても平気なような鈍い腸になってしまっています。ですから、解説で述べたように、悪循環で、便秘

から脱却できないでいるわけですね。たとえば、一週間たたないと排便できなかったかたでは、一**週間分の便が溜まる直腸になっています。**これを一日分が溜まったら排便できるようにしたいわけですから、**毎日排便して、一日分しか溜まらないような直腸にしていく治療**をしていくわけです。これは、排便習慣をつけるための、訓練と思ってください。

鈍い直腸で排便させるには、ある程度、強制的な方法をとらざるを得ません。直腸がそれほど鈍くなっていなければ、食事療法などでも有効ですし、緩下剤の内服でも可能です。便を緩くして量を増やすことで、大腸の流れを良くして毎日排便させる作戦です。しかし、便を緩くしても、排便できない場合は、坐薬・浣腸を使わざるを得ません。

次に述べる維持治療に移ってからも、大腸の拡張が強い場合は、うっかりすると、また便塊ができてしまいます。そのたびに便塊除去をしなくてはなりませんが、最初のころほどは、たいへんではありません。

●維持治療の方法

生活習慣・排便習慣の改善、食事療法、薬物療法です。

軽症の場合は生活習慣・排便習慣の改善、食事療法で、有効です。

直腸が変化をおこしてしまっている場合は（長く伸びた状態）、薬物療法が必要です。内服薬で効くようなら、緩下剤を毎日内服して、毎日楽に排便するように調節します。

内服では効かない、内服薬では腹痛が出たり、排便したくなる時間がわからないので使いにくい、という場合は、浣腸・坐薬などを、これも毎日使います。

大事なのは、原則的には毎日排便する、というパターンを作ることです。食事量が少ないかたでは、二日に一度の排便でもよいでしょう。しかし、三日以上で一度のパターンでは、なかなか改善していきません。

今まで一週間ほど出なかったのだから、三日に一度でもいいほうだと思うでしょうが、それだと、溜まりやすい直腸が改善せず、また徐々に悪くなっていくことが多いので、やはり二日に一度ぐらいは排便するパターンを作っていくのがよいと思います。

なお、便塊で詰まっている状態は、腸閉塞に近い状態です。そこに大腸全体を動かす内服薬で、無理に出そうとすると、腹痛がひどくなったり、下痢状の出やすい便だけが漏れてしまうこともあります。まず、便塊除去が必要です（前項）。

治療開始前は、便が溜まって苦しくなってから排便していました。一〜二日ごとの排便ということは、苦しくなる前に排便するということです。便が硬くなる前に、出しにくくなる前に出すということです。たとえ強制的であっても、楽な排便を維持することが重要で、そうできるように、薬の量を調節します。

治療の期間は短いかたも、長いかたもいます。一〜二週間でよくなることもあるし、一か月で良くなることもあるし、数年かかることもあります。良くなるのには、腸が良い腸になること、子どもに排便の習慣ができること、の両方が必要です。子どもが排便習慣を身に着けるには、幼児であれば、排便恐怖がなくなること、学童であれば排便を意識して受け入れることが必要ですから、長くかかることもあるのです。

実際に便秘の治療で難しいのは、維持治療を続けていくことです。長くかかると、親としては、いつまでかかるのか、と不安になります。子どもが治療を嫌がればもちろん毎日のことですからたいへんですし、治療に協力的であれば、それはそれで心配になるものです。しかし、根気よく続ければ良くなるし、もし、完全に治療から離脱できなくても、便秘状態を放置するよりははるかに良い状態が保たれるわけですから、治療を続けてください。

子どもの治療に使う薬物は、年単位で使っても問題のないものです。

●相談4：八歳・男児、母親より

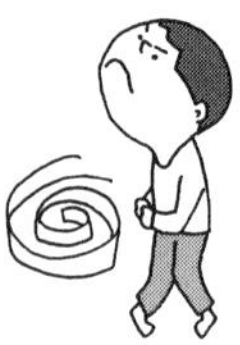

◎排便が恐くて出せない

赤ちゃんの時から便秘気味で一週間も二週間も、でないことがありました。幼稚園の時も、自分で出そうとせず、浣腸して出すことがほとんどでした。世間で言われている、プルーンや、ヨーグルト、オリゴ糖、繊維質の食べ物、いろいろ試しましたが、何も効果がなく自分で出すことができなくなっています。病院にも行きましたが便秘は病気じゃないから、と緩くする薬を処方され、飲んでみましたが、効果はありません。本人も出すのが怖いといい、小学生になっても、朝も出ない夜も出ない。で、学校ではもちろんでません。運動も、スイミングや、サッカーなど、しています。水分はあまりとらないので、飲ませてはいますが自分からは欲しがりません。夏は別ですが…。なんとか解決策を探し続けています。

★お返事

幼児期は、自分で出せずに浣腸で出していたとのことですが、今は苦しくても、週に一〜二回はなんとか自力で出しているのでしょうか？　成長で体力がつき自分でも出さなければと理解できますので、苦労しながらも出すかたが増えるのですが。

経過からは、典型的な小児慢性機能性便秘症で、直腸に便が溜まって出せなくなっている状態と思われます。溜まり過ぎて、直腸自体が広がり鈍くなって、一〜二日分の便が来てもわからなくなり、動きも鈍くなっている状態です。

食事療法、緩下剤、生活調整などは、直腸まで便を運ぶことを促しますが、直腸に溜まり過ぎた便を出すのは、程度が軽ければ効きますが、ある程度以上になると効きません。無理に出そうとして内服薬を増やすと、腹痛が出たり、便が漏れてしまったりします。

今の時点では、浣腸や坐薬といった、肛門側からの刺激で排便させるのが一番合理的です。それも、便が出なくなって、苦しくなってから浣腸をするのでは、さらに苦しくなってしまいますし、直腸の変化を改善する方向に向かいませんので、毎日か一日おきぐらいに行うことがおそらく必要でしょう。しばらく続けると、直腸が改善し、内服薬で排便できるようになっていきます。それが続くと、食事の注意などで、内服薬もいらなくなっていきます。

診察の上、どういう方法がよいかを決めますので、排便に詳しい外来を受診してください。すぐに受診ができそうもないなら、自宅で浣腸ができるなら、とりあえず、市販のものでよいから、毎日浣腸をしてみてください。おそらくグリセリン浣腸六〇mℓが必要でしょう。量が少ないと苦しいだけで効きません。そして、経過を知らせてください。

◎相談者返信

アドバイス通り、二日に一度浣腸をして出すようにしました。一週間続けたところ、二日に一回自分で出せるようになってきました。驚くくらい順調なのでいままではなんだったのかと思うくらいです。

もうすぐ一か月たちますが、出ないときは一か月間で二回くらいで、あとは自分でトイレ行ってくる〜、と言って、出せるようになっています。家でしか出せないのかと思っていましたが、先日ホームセンターのトイレでも出たようで、うれしそうでした。本人が一番苦しい思いをしていたのでしょうね。

まだまだ、安心はできませんが今のところ、二日に一度のペースで頑張っています。親としても気持ちが少し楽になってきました。食べさせるものがよくないのかな？　生活習慣？　ストレス？　といろいろ考えていたものですから……。またご報告させてください。

2．便秘の時に使う薬

便秘症に対して、どういう薬が実際に使われているでしょうか。

A．内服の薬

(1) 生菌剤（プロバイオティクス）

まず、腸管細菌叢に対するものとして、**プロバイオティクス**があります。生菌剤を内服し、それによって腸管細菌叢（25頁コラム参照）を調整し、それによって、排便状態を改善しようというものので、直接溜まっている便を出す作用があるわけではありません。ですが、軽い便秘、便秘の予防、他の便秘薬との併用で、使われています。

薬としては、乳酸菌、酪酸菌、ビフィズス菌など、それらの合剤があり、市販薬もあります。発酵食品にも同様の働きがあり、日本には、以前から、納豆、味噌、漬物など、様々な発酵食品がありますが、欧米からのヨーグルト、チーズ類も同様です。ヨーグルトにも各種の菌が使われていて、各メーカーが力を入れて宣伝しています。そのためか、ヨーグルトで便秘が治ると信じている方が多いのですが、あくまで食品の範囲内で、腸管細菌叢を調整するものです。うまく自分の細菌叢とマッチし、多量摂取すれば、便通に有効な可能性はあるかもしれません。進行した便秘を治すものではありません。

表1．便秘によく使われる薬（カッコ内は製品名、よく使われるもの）

A. 内服薬

●生菌剤 ☀
・プロバイオティクス（乳酸菌、酪酸菌、ビフィズス菌）
・プレバイオティクス（オリゴ糖）／・食物繊維

●膨調性下剤
・サイリウム／・カルボキシメチルセルロースナトリウム
・ポリカルボフィルカルシウム（コロネル、ポリフル）

●浸透圧性下剤
糖類 ☀
・マルトース（マルツエキス）／・ラクツロース（モニラックなど）
塩類 ☀
・酸化マグネシウム（カマ、カマグ、マグミットなど）
・水酸化マグネシウム（ミルマグ）
高分子化合物 ☀
・ポリエチレングリコール（モビコール） ★☀

●浸潤性下剤
・ジオクチルソジウムスルホサクシネート（ＤＳＳ）

●刺激性下剤
ジフェニール系
・ピコスルファートナトリウム（ラキソベロンなど） ☀
・ビサコジル（コーラックなど）
アントラキノン系
・センナ・大黄類

●腸粘膜の上皮機能変容薬 ★
・ルビプロストン（アミティーザ）／・リナクロチド（リンゼス）

●胆汁酸トランスポーター阻害薬 ★
・エロビキシバット（グーフィス）

●腸管運動調整薬（自律神経作用薬）、その他
・モサプリド（ガスモチン）／・ジメチコン（ガスコンなど）
・ポリカルボフィルムカルシウム

●漢方薬

★＝新薬
☀＝子どもによく使う薬

B．強制排便

●坐薬
・ビサコジル（テレミンソフト）
・炭酸水素ナトリウム＋無水リン酸二水素ナトリウム（新レシカルボン）

●浣腸薬
・50％グリセリン浣腸

なお、外来菌を摂取しても、本来の自分の持っている腸管細菌叢にその菌が定着することはありませんが、細菌やウィルス感染、便の停滞、炎症などで悪化した細菌叢を本来のバランスのとれた細菌叢に戻すのに役立つ可能性があります。

プレバイオティクスというのは、腸管細菌のエサになる食物繊維、オリゴ糖のことで、プロバイオティクスと共に摂取することで、腸管細菌叢を整えます。プレバイオティクスとプロバイオティクスを合わせて、シンバイオティクスと呼びます。食物繊維もオリゴ糖も、野菜、果物類に含まれていますので、ふつうに食事をしっかり摂っていれば、あえて特別に摂取する必要はないでしょう。

(2) 膨張性の下剤

食物繊維などです。摂取すると腸管内で水分を吸収してふくらみ、その効果で腸の動きを刺激し、便通を良くする効果があります。

サイリウム：プランタゴ・オバタというオオバコの一種の種皮からの生薬で、食物繊維が多量に含まれています。穏やかに効くので、市販の便秘薬によく配合されています。

カルボキシメチルセルロースナトリウム（ＣＭＣ）：増粘剤として、いろいろな食品添加剤に使われていますが、下剤としても処方薬があります。

ポリカルボフィルカルシウム（コロネル、ポリフル）：合成高分子化合物で、過敏性腸症に使われる薬です。下痢の時には、増えた水分を吸収しゲル化して腸の動きを抑え、便中水分量を減らし下痢を抑え、便秘の時には、腸内の水分を吸収して、便の水分量を増やすと共に、ふくらんで腸を刺激し動きを良くして便通を良くするというものです。便秘でも、腸管の過敏性によるものと判断されるときに使います。

(3) 浸透圧性下剤

浸透圧で便量を増やし、排便を促す薬（糖類下剤、塩類下剤など）です。

・糖類下剤

便に水分をよびこんで柔らかくし、嵩《かさ》を増して、便を出しやすくする作用です。効果はあり、穏やかに効くのですが、効き方には個人差があります。便の性状をみながら、量を調節します。習慣性はありません。浸透圧を利用するのですから、十分に水分を摂取したほうがよいでしょう。

腸管から吸収されないタイプの糖類で、オリゴ糖という名称で市販されているものもこれに入ります。マルツエキスは麦芽糖で、これもオリゴ糖のひとつです。薬剤としては、合成二糖類のラクツロースあるいはモニラックというシロップ剤があります。甘いので飲みやすいのですが、甘すぎて嫌がる子もいます。作用としては弱いので、赤ちゃんの便秘にまず使われることが多いようです。薬剤というよりも機能性食品に近いものです。

・塩類下剤

マグネシウム剤で[*注1]、腸管から吸収されにくいので、腸管内の水分の再吸収を抑え、便をふやかしてふくらませる効果で、便秘に効きます。大便を柔らかくして量を増やすことで、機械的に大腸を刺激して便を出しやすくしますので、穏やかな効果です。マグラックス、重カマ、マグミット、酸化マグネシウムなど、みな同じものです。顆粒状ですから、ドロッとしたものに混ぜて飲ませます。糖類下剤に比べると、やや飲みにくく、親ごさんは工夫して飲ませていますが、どうしても飲めないという子どももいます。糖類下剤に溶かして飲むというワザもあります。市販品ですと、水酸化マグネシウム剤（ミルマグ）という水薬もあります。学童以上で錠剤が飲めるようになると、好みにより錠剤タイプで処方を出します。効果が確実で、安全性が高く、量の調節も容易で、習慣性とならないので、幼児や学童では一番よく使う薬です。赤ちゃんでも、糖類下剤で効かないときに使うことがあります。ミネラルウオーターの中で硫酸マグネシウムを多く含んでいるもの（コントレックスなど）は、同じ効果があります。なお、大量の牛乳とともに飲むと腎臓でのカルシウム再吸収が増加し、高カルシウム血症をおこしますので、大量の牛乳と共にのむのはやめてください。

・高分子化合物

ポリエチレングリコール（モビコール）：二〇一八年一一月に発売された、新しい便秘の薬です。

＊注1：マグネシウム剤を長期間多量に内服していた患者さんの中に、血液中のマグネシウムの値が異常に高くなった例があり、そのうちの二名が亡くなったため、二〇〇八年、厚生労働省から、「長期投与例では血中マグネシウム濃度を測定するように」との勧告がだされました。ただし、この患者さんは、マグネシウムを排泄する腎臓機能が低下していたご高齢のかたで、大量に飲んだための可能性があります。腎臓に問題のないお子さんが、普通の量を飲んでいる場合には、まず問題ないと考えられます。また、乳児では注意が必要です。どうしても、心配な方は、血中濃度のチェックを医師に相談してみてください。また、医師から血中濃度のチェックをすることを勧められる場合も日本小児栄養消化器肝臓学会のホームページに詳しい説明があります。

新薬ですが、欧米では以前から使われています。また、わが国でも、便秘薬としてではなくて、大腸の内視鏡や造影検査の直前に便を全部出して、良い検査を受けるための前処置薬として以前から使われています。腸管から吸収されない、合成の高分子物質に少量の電解質を加え、水で溶かして内服する薬です。他の浸透圧下剤よりも効果が強く、欧米では、便秘症の第一選択薬として、大人から子どもまで使われています。欧米の論文を読むと良い薬なのですが、わが国では使えなかったため、学会から各製薬会社に作ってくれるように頼んで、治験を経てようやく発売になったという薬です。イギリスでは、五歳以上なら便塞栓のかたにも使ってよいことになっています。

水で溶かして飲む薬ですが、塩分が少し加わっているため少し塩味がします。糖分は含まれていませんが、ジュースに溶かせば、スポーツ飲料が飲めるかたなら、抵抗なく飲めます。ほかの飲料でも、溶かすものはなんでもいいのです。しかし、どうしても味が嫌だというかたもいます。一気に飲まなくてもよいのですが、この水分摂取がとても負担だというかたもいます。

(4) 浸潤性下剤

ジオクチルソジウムスルホサクシネート（ＤＳＳ）：便に水分を浸透させることで便を柔らかくして膨らます。弱めの補助的な薬で、処方薬、市販薬に時々配合されています。

(5) 刺激性下剤

・ジフェニール系

ピコスルファートナトリウム（ラキソベロン、その他ジェネリックあり）

ラキソベロン液は、一日数滴を、少量の水などで薄めて飲む水薬です。かすかな甘苦さがありますが、ほぼ無味無臭で飲みやすく、滴数で量が容易に微調整でき、効果も確かで、習慣性もないので、乳幼児から学齢期までよく使用されています。大きい子ども、大人用に錠剤もあります。

この薬は、胃、小腸には作用せず、大腸細菌叢由来のある種の酵素で分解され、活性型となり、腸管粘膜から作用して腸管蠕動運動が亢進し、水分吸収を抑制し、便を出しやすくします。蠕動運動を直接刺激しますので、腹痛が出ることがあります。特に便が溜まり過ぎのところに使うと腹痛が出ますが、流れが良い状態で使えば、苦しくはありません。内服すると、七〜一二時間後に便意が出ます。慢性便秘症のかたでは、便意が出るまでに時間がかかることが多いので、幼稚園、学校に行っている場合は、いつ内服するかを決めるには、週末や休みの期間を利用して試してみるのがよいでしょう。

ビサコジル：大腸の副交感神経を直接刺激して腸の運動を亢進させます。

医療用は坐薬の形（テレミンソフト坐薬など）です。市販品に内服剤（コーラックなど）があります。腸溶剤で、空腹時内服です。強めの緩下剤と思ってください。

・アントラキノン系

センナ・大黄類（アントラキノン系）：センナという植物からの生薬ですが、センナ、センナエキスを薬にしたのが、アローゼン、アジャストAなど、その薬理成分センノシドを薬にしたものが、プルゼニドなどです。また大黄という植物にセンノシドが含まれています。年長児や大人で使用されます。どちらも、ほぼ確実な効果が得られます。内服すると、大腸粘膜、腸管壁の神経叢に作用し、および大腸内細菌の作用で、大腸の蠕動運動を促し、大腸粘膜を刺激し水分の吸収を抑制し、排便をうながします。内服すると八時間から一〇時間前後で表れますが、慢性便秘症ではもっと時間がかかることがあります。強い薬で、便の状態を見ながら、量の調整をします。多すぎると腹痛が出ることがあります。

大黄は、便秘薬として用いられますが、活血化瘀《かっけつかお》作用（停滞した血液の流れを改善する作用）もあり、漢方では、体質によって選択されています。カスカラサグラダはその名の木の皮の生薬からできたもので、センナ類と同じくアントラキノン系の下剤です。

アントラキノン系薬剤は強いので、有効ではあるのですが、基本的には子どもでは使いません。私は、小学校高学年以上のかたで、他の薬剤ではコントロールが難しい場合に限っています。習慣性があるといわれていますが、うまく使えばそれほど習慣性があるようにはみえません。この薬剤を長期間連用すると、大腸の粘膜が黒くなってきます（大腸メラノーシス）。粘膜だけでなく、腸管壁の中まで黒くなり、腸管機能に影響がでてくるとされています。

センナ、大黄は、漢方薬、市販の便秘改善薬品によく配合されています。健康食品で、ビフィズス菌などの生菌類の効果で便秘を改善するように謳いながら、センナが含まれていることがよくあります。効いているのはセンナであるように思えます。成分表をよく見て、注意して使ってください。

また、キャンドルブッシュという南アメリカ産の生薬はセンノシドを成分に含むのですが、これを配合する健康茶について二〇一四年に国民生活センターから注意が出て、二〇一九年四月にも再度注意情報が出ています。消費者は生薬が安心という先入観で判断しがちですが、十分に注意しましょう。

(6) 腸粘膜の上皮機能変容薬：やや強い下剤です。

ルビプロストン（アミティーザ）：小腸表面のクロライドチャネルを活性化して、小腸内での水分の分泌を増加させ、大腸に行く便を柔らかくするものです。二〇一二年発売。成人用です。

リナクロチド（リンゼス）：グアニル酸シクラーゼC受容体アゴニストというもので、小腸の表面の受容体を活性化して、小腸内での水分の分泌を増加させます。二〇一八年発売。成人用です。最初は過敏性腸症候群の便秘型のかたに使われていましたが、今は、ふつうの慢性便秘症にも使われています。

(7) 胆汁酸トランスポーター阻害薬

エロビキシバット（グーフィス）：小腸内での胆汁酸（肝臓でコレステロールが代謝されたもので、小腸に排泄され、そこでの脂肪の代謝に大事なものですが、ふつうは小腸の肛門に近い側で再度吸収されます）の再吸収を邪魔するため、便中の胆汁酸が増加してその刺激で排便を促します。成人用です。二〇一八年発売。

(8) 腸管運動調整薬（自律神経作用薬）、その他

直接的に便を出しやすくする薬ではありませんが、腸の動きを調整しますので、大腸の動きが低下したり、協調性がない動きの場合に使われます。便秘症では、他の緩下剤と併用することが多い。

モサプリド（ガスモチン）：消化管のセロトニン4受容体を刺激し、アセチルコリン（消化管の動きを活発にする神経伝達物質です）の遊離を増やし、それにより胃・十二指腸と、大腸の動きを促します。緩下剤と併用することがあります。

ジメチコン（ガスコン、その他）：腸内に溜まったガスの表面張力を下げ、ガスの気泡を弾けさせ、小さなガスがまとまり、オナラとして排出されやすくなります。その刺激で腸の蠕動も良くなり、便秘に良い影響があります。おなかが張るというガス型の過敏性腸症候群の場合に処方されます。また、胃の検査の前に粘膜をきれいにするのに使われますので、内服したことがあるかたも多いはずです。

ポリカルボフィルムカルシウム（前述）：過敏性腸症候群に使う薬です。典型的なおとなの過敏性腸症候群とは少し違うのですが、幼児・小児でも腸管の過敏性のあるかたがいて、そういう時に使います。子どもの時期に腸の過敏性があると判断されるかたが、おとなの過敏性腸症になるとは限りません。

(9) 漢方薬

漢方薬には、体質に応じて使える、子どもの便秘によい薬があります。軽度から中等度の便秘症に使います。今まで述べた緩下剤や、坐薬・浣腸を併用することもあります。良く使われるのは、**大建中湯**、**小建中湯**、**大黄甘草湯**などで、それ以外にも体質に合わせて、処方します。子どもの漢方に詳しい医師の指導のもとに使いましょう。

B. 強制排便：坐薬・浣腸療法・洗腸療法

原則的には、医師の指導で行う方法です。一時的に使う場合は、注意すれば、親ごさんの判断で使ってもよいでしょう。

子どもの便秘の多くは肛門のすぐそばまで便が来ているのに出せない状態ですから、肛門から入れた坐薬・グリセリンで刺激して、溜まっている便を出してしまう、という方法です。ひどい場合は大腸全体に便がたまっていますが、もっとも程度が強いのは直腸のことがほとんどです。肛門を便で栓をしている状態です。その栓をとるわけです。大腸の一番先に便が溜まっているのに、大腸全体を動かすのは、能率が悪いやりかたで、肛門から刺激して出せばすぐに出る、という考え方です。ある意味では**生理的なやりかた**と言えるでしょう。特に、便が詰まってしまっている場合は、**浣腸**をせざるを得ません（便塊除去の項、84頁参照）。便秘の維持療法に入ったかたも、内服でうまく排便がなければ、使うことになります。軽度の便秘のかたでもこのやりかたのほうがよいことがあります。また、便失禁のあるかた、下着が便で汚れるかたも、この強制排便がよいでしょう。

このやりかたで、最も困るのは、子ども本人がとても嫌がることです。特に治療を開始してすぐはたいへんです。便秘症で浣腸などを使うのは、ふつうは、便が溜まりきってどうしようもなくなってからです。そこまでいかなくても、数日便が出なくなってから、使います。そうすると多量の便が溜まってから、ふつうの排便よりも強い刺激をおこして排便させるのですから、とても苦しいのです。

そんな苦しい治療は長続きしません。もともと排便が怖くなっているうえに、さらに恐怖が増します。ですから、今まで述べてきたように、毎日ないし一日おきに排便するように、毎日ないし一日おきに浣腸を使います。一日分ぐらいの便なら、苦しくなく出せます。もちろん、子どもは、慣れるまでは怖くてたまりません。慣れてもいやなものはいやでしょう。しかし、浣腸などで、楽に排便できることがわかると、浣腸に協力的になっていきます。楽に排便ができることが続くと、直**腸の状態が改善して、一〜二日分の便を感じて出す能力が戻ってきます**。便意が出ても、排便恐怖の強い子どもでは、なかなか自分で出そうとしません。そのまま強制排便を続けて、自分でする気になってくれるのを根気よく待ちます。内服薬を併用して、出しやすい便にしておくことも必要でしょう。出た便をみると、よい便でも自分で出すのはいや、浣腸にする、という子もいますが、成長すれば普通の排便ができるようになっていきます。

どうしても強制排便は嫌でできないというかたもいます。便閉塞の程度が強い場合は、使わざるを得ませんので、前述のように、麻酔をかけたり、鎮静剤を使ったりする場合があります。

坐薬：良く使われているのは、内服の刺激性下剤で説明したビサコジルの坐薬（テレミン坐薬など）で、二mg、一〇mgがあります。二mgは赤ちゃん用です。直腸内で溶けて刺激効果を発揮して排便を促します。溶けて効くまでに三〇分ぐらいかかりますが、溶けかけでも効果が出て排便する方もいます。便秘の程度が強いと、反応便が出るのにもっと時間がかかることもありますが、使い続けると次第に短くなっていきます。小児科医から処方されるのは、二mgがほとんどですが、一歳以上で、中等度以上の慢性便秘症なら大人用の一〇mgが適当です。もちろん二mgで十分良い反応便が出れば、二mgでよいのです。大人並みあるいはそれ以上の太い便を出す幼児の便秘なら、その太さの直腸になって溜まっているということですから、それを出すためには大人用の坐薬でじゅうぶんに刺激して、しっかり排便させるほうがよいのです。レシカルボン坐薬は解けて炭酸ガスを発生して直腸を刺激するもので、テレミンと同じように使ってかまいません。

グリセリン浣腸：**五〇%濃度**のグリセリンという**油**です。人肌程度に温めて、直腸に注入すると、**腸管の粘膜面から水分を奪うことで、粘膜面を刺激して排便させます。注入剤は、グリセリンオイルですので、年単位で使用して、大丈夫です。浣腸は癖になるのでは、という不安の声をききますが、ぶかぶかに伸びて便を溜めこんでしまう「腸の溜め癖」をとって、一～二日の便を感知する、よい腸に戻すための、大事な作業です。**

小児用として市販品があり、一〇mℓが売られています。一〇mℓでしっかり排便できればよいのですが、慢性便秘症の子どもでは、これではあまり効きません。一歳ごろからは三〇mℓは必要でしょう。坐薬のところでも述べたように、溜まっているものをスッキリ出さなくてはなりませんので、直腸の広がり程度によっては、幼児であっても六〇mlを使うこともあります。注入して、数分で効きます。

肛門のすぐそばに溜まっているものを出せばよいのですから、注入して、長く便意を我慢させる必要はありません。溜まっているものを出すのですから、溜まっていなければ、反応しません。便秘の程度が強く、直腸上部に硬い便が詰まってしまう場合は、直腸下部の便は浣腸で出せても、少し上の便が出せないことがあります。便詰まりの症状がありそうなら、通院しているクリニックに相談してください。浣腸は肛門に管を入れて液剤を注入しますので、坐薬よりは少したいへんかもしれませんが、すぐに排便が得られます。効果は浣腸のほうがやや強いのですが、坐薬もじゅうぶん効きます。状況にあわせて、選択します。

便失禁の治療にも浣腸を使います。慢性便秘症からおきている便失禁ではもちろん必要ですが、肛門直腸の括約筋、神経の機能が悪くて便が漏れてしまう場合も、有効な手段です。直腸からS状結腸にかけての便の溜まりをなくして、漏れる便をなくしてしまう、という作戦です。この場合、浣腸ではまだ漏れてしまうというなら、洗腸療法（灌注排便法）があります。慢性機能性便秘症のかたでは、洗腸まで使うことは稀で、ふつうは、鎖肛手術後や、二分脊椎のかたに用いる方法です。

洗腸療法：医師の指導が必要です。肛門から管を入れて、大腸の中を洗います。ふつうは水道水を用い、三〇〇ml〜五〇〇mlを二〜三回注入しては出す、というのを繰り返します。大腸の短い方では、生理食塩水のほうがよいでしょう。

浣腸のやりかた

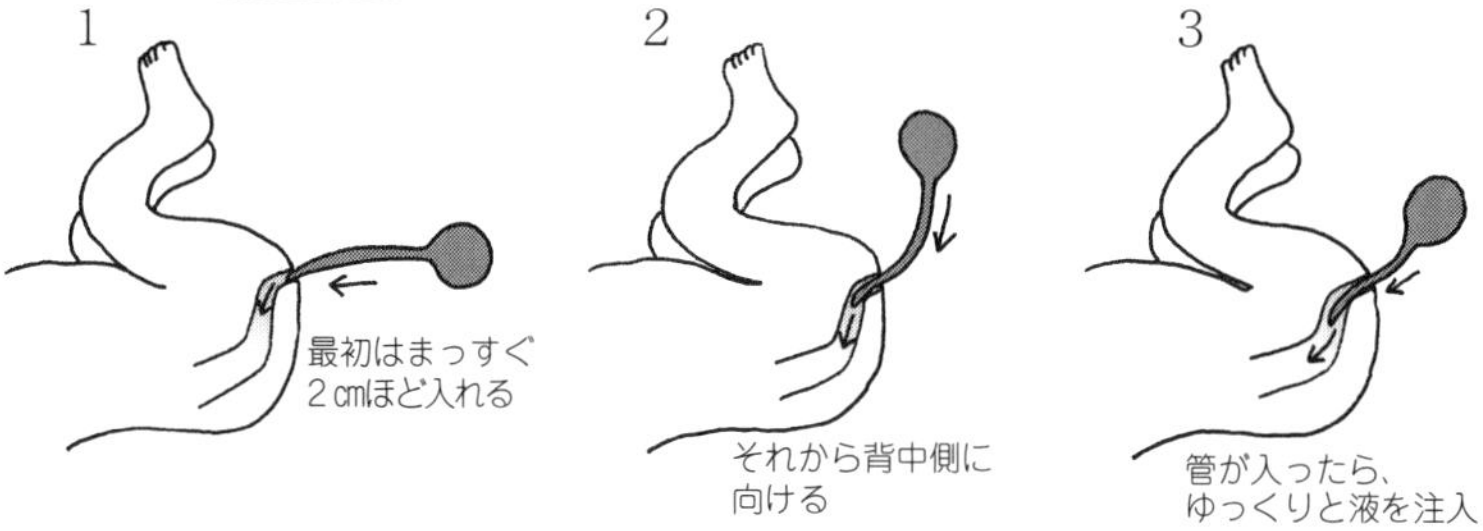
1
最初はまっすぐ
2㎝ほど入れる
2
それから背中側に
向ける
3
管が入ったら、
ゆっくりと液を注入

●**浣腸液**は、35度~40度（**人肌ぐらい**、触れるとぬるい程度）に**暖めます**。

●浣腸用のチューブの先に**潤滑剤**（食品油、浣腸用の薬用ゼリー）を**塗布**。滑りを良くし、肛門内にゆっくりと挿入。目安は**3~5㎝**ぐらいです。ストッパーが付いている場合は、最初からストッパーを5㎝ぐらいのところに置き、そこまで入れる。入れる方向は、**最初2㎝ぐらいはまっすぐ入れ、それから背中側に向ける**。難しいなら、そのままっすぐにいれればよいです。慢性便秘症の子どもは、肛門のすぐ上の直腸が広がっているのがふつうですから、楽に入るはずです。先あたりした場合は無理に入れないこと。また抵抗なく入れば、もう少し深く入れてもよい。慣れないうちは、管を入れる前に、人差し指を肛門内に入れて方向を確認するほうがよいし、肛門の出口ギリギリまで便が詰まっている場合は、手前の便だけかき出したほうが良いのですが、難しいならしなくてよい。

●管が入ったら、**ゆっくりと液を注入**。注入量は、年齢によって、あるいは便秘症の程度によって異なります（慢性便秘症では、直腸が広がっているのである程度の量が必要です）。慣れたら早く注入してもよい。入り終わったら、そっと管を抜き、足を伸ばして、**しばらく肛門のところを紙で抑えて**から、排便させます。

●**赤ちゃん~3歳ごろまで**：子どもが動いて危ないので、あおむけで赤ちゃんの身体を抑えて行う。**じっとできない赤ちゃんや幼児では、上半身はタオルでくるんで、その上から抑える**とよいでしょう。二人で行うなら、ひとりが上半身を抑えます。オムツを替えるときのように、両足を挙げ、あぐらをかくようにして、**両膝をぐっとおなかのほうに曲げた体位がよい。赤ちゃん**では、肛門のすぐそばはあまり広がっていませんので、管を入れるのは**3㎝ぐらい**でよい。**1歳過ぎ**のかたでは、たいていは広がっていますので、**5㎝ぐらい**はいります。

●**幼児以上**の場合：同じやりかたでよいですが、動かずにできるのなら、体位は横向きのほうがよい。**左側を下にして横向きで寝かせ**、両膝を胸~おなかに曲げ、膝を抱え込むような体位をとる。**10歳以上**で、浣腸の連用が必要な方は、**同じくこの体位**で、自分で浣腸をする練習をします。浣腸液を注入して、すぐに便意が出て我慢できないなら、すぐに排便させてよい。できれば、**3分ぐらいは待って**から、排便させてください。

●慢性便秘症では、浣腸をしてから排便までに時間がかかるかたがいます。反応がないこともあります。便が詰まって反応がない場合は、しばらくしてもう1回浣腸を行うと効果があることがありますが、いつもよりおなかが張っていて苦しそうなら、早めに病院に連絡したほうがよいかもしれません。あるいは近くに便が溜まっていない場合も、もちろん反応がありません。反応がない場合どうするかは、病状によって異なりますので、担当医と相談してください。

C　薬の使い方

いろいろな内服薬を説明しましたが、**一般的に子どもに使われる内服薬は、浸透圧性下剤のマグネシウム剤とポリエチレングリコール、刺激性下剤であるピコスルファートです。**この三つはよく効く薬で、長く使ってもほぼ問題がありません。原則的には、浸透圧性下剤をまず使ってみて、それでうまくいかない時に刺激性下剤を使います。併用することもあります。このやりかたは、おとなの便秘症でも原則的には同じです。

次項の「4、どのようにして慢性的な便秘症が治っていくのか」でも説明しますが、薬は、**正常排便の状態を維持するように**用います。慢性的になっている便秘症では（便秘が一～二か月以上続いているかた）、数日以上便を溜めて、苦しくなってから薬を使うのではなくて、苦しくなる前に、正常排便のペースで、つまり週三日以上排便でき、正常排便のように、楽に、スッキリ出るように使う、ということです。そうなるために、内服は原則的には毎日使って、毎日か一日おきに、楽な排便が得られるように使います。多めの量を時々使って出すのではなくて、少な目を毎日内服します。内服で便を柔らかくしても、なかなか排便できないかたは、週三日以上排便するペースを維持するために、浣腸・坐薬を併用します。いろいろな都合で内服せずに、毎日浣腸・坐薬を使うかたもいます。また、どうしても浣腸・坐薬が嫌で使えない、できるだけ減らしたい、というかたでは、内服の量を多くして下痢便にして出すことを選択することもあります。

そのかたの便秘の程度、食事を含む生活調整の状況、内服薬の飲みやすさ、使いやすさと訊き具合、治療の受けいれの程度（使い続けることができるかどうか）、家庭の状況、通園通学との兼ね合いなど、いろいろなことを勘案して、治療を決めていくのです。治療ですから、ある程度はがんばらなければならないのですが、毎日のことなので、頑張り過ぎるのもかえってストレスになってよくありません。

薬が効かない、というかたは、たいていは便を溜め過ぎて便閉塞の状態で、薬の効果が出ない状態になっています。溜め過ぎの便を取り除き、便の流れの良い状態になれば内服薬が効くようになります。便の詰まりが強いと、坐薬・浣腸さえも効きにくくなります。ある程度便の流れが良くなるのに、内服だけでも、あるいは一回の浣腸で良くなるかたもいれば、何か月もかかるかたもいます。重症のかたでは、一年以上かかることもあるのです。

浸透圧性だが強めの薬であるポリエチレングリコールが発売されてから、坐薬・浣腸を使うことは減りました。しかし、薬は、個々のかたによって相性があります。弱めの薬で効かない時は、量を増やすか、強めの薬に変更するのですが、強くすれば効くとも限りません。強めの薬でうまくいかなくて、弱い薬に変更してうまくいく、ということもあるのです。

浸透圧性の薬は、即効性ではありません。使い始めて効くまで数日かかることがあります。一回使って翌日排便がないと、すぐに「効かない」という判断はしないでください。

薬が効かない、あるいは、持続することが難しい場合は、担当の医師にそのことを相談しましょう。

治療はたとえ不十分でも、しないよりは良いものです。どうすれば今より快適に日常を過ごせるかを、親子で、医師と共に考えてみてください。

◇◇

●相談5：一歳八か月・男児、母親より

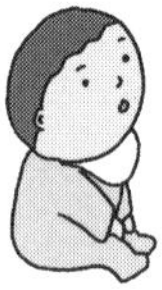

◎離乳食後、本格的な便秘に。トイレ訓練にも、支障がでるのでは……

酸化マグネシウムの効きが悪く、浣腸に頼る日々で今後が不安です。生後しばらくから便秘がちの子でしたが、離乳食開始後本格的に便秘になりました。春まで酸化マグネシウム〇・五mgで一～二日おきの排便がありました。しかし春以降便が硬くなりがちで、〇・六mgに変えてしばらく問題ありませんでした。最近薬の効きが悪く、〇・七mgに増やして様子見です。レントゲンの結果、肛門科、小児科共に問題なしでした。食事や運動など出来ることは手を尽くしたつもりです。

硬い便で痛い思いや不機嫌な思いをさせたくなく、浣腸して出しますが、浣腸の苦しさを見ているとそれも心苦しいです。また排便がしんどいものだと記憶して、トイレの訓練にも支障がでるのではないかと心配しています。

医師からは、成長すれば改善すると言われています。医師を信頼していますが、出口のないトンネルの中に居るようで辛く、排便がない日を数える日々です。子どもの性格は、少しこだ

わりが強くかんしゃくもちなところがありますが、何とか私が前向きに捉えて、子どもに不安な気持ちを伝えないようにしてやりたいです。

★お返事

乳児期から便秘気味で、酸化マグネシウムの内服で、便を柔らかくしようとしても、便が硬くて、排便の時に苦しむのですね。今の内服量は〇・七㎎というのは、少なすぎます。おそらく〇・七gだと思いますが。これが一日量でしょうか？　単に便が硬くて出しにくいのなら、内服の量をもう少し増やすか、少し強い内服薬に変更するというのも、ひとつの選択です。

しかし、内服を増やしても、排便の苦しさが強いなら、直腸がひろがり、鈍い状態になっている可能性が高いと思います。そういうときは、単に増量してもよくなりません。

出せなくて、苦しむので浣腸を時々使っているようですね。何日に一度使っているのでしょうか？　便が肛門の近くまで来ていて、出せそうなのに、出せなくて苦しんでいるときに使っているのではないですか？　そういう使い方では、便秘はなかなかよくなりません。浣腸も苦しいので、排便自体が怖いもの、苦痛なものになっていると思います。

おそらく今の状態は、このような幼児によくみられるタイプの肛門のすぐそばの直腸に便を溜めて出せない便秘症です。便の溜まり癖がついて、直腸が鈍くなっていますので、うまく出せないのです。それに加えて、排便の恐怖が重なっていますので、さらになおりにくくなっているのです。

苦しいほど溜めてから排便するのでは、直腸の溜まり癖がなおりません。排便に苦労しない量を出す、つまり毎日か、一日おきに排便させます。苦しくなってから浣腸を使うのではなくて、一～二日に一度使って、楽に排便する訓練をします。一～二日に一度使っていると、便の流れが徐々に良くなり、便は柔らかくなっていきます。また、排便の量も、一～二日分になっていきますから、浣腸自体も楽になっていきます。なお、浣腸の量は、一回三〇㎖ぐらいは必要でしょう。治療の開始時は、酸化マグネシウムは、今の量を併用して、徐々に便が柔らかくなりますので、量を減らしていきます。

排便に対する恐怖感がなくなり、直腸が排便しやすい、動きやすい腸になっていくと、自分で排便できるようになります。どのくらいの期間治療が必要かは、個人差があってなんともいえません。今の排便の苦しさのある状態は、すでに**排便恐怖**になっていると思われます。こういう状態では、トイレ訓練はできません。排尿の訓練だけにして、排便については、トイレ訓練を強制しないでください。楽に排便できる（浣腸を使っていても）ようになってから、訓練を開始してください。

食事・運動はとても重要ではありますが、直腸自体に溜め癖がついてしまっていると、有効ではありません。食事・運動は大腸運動を刺激しますが、一番最後の部位である、直腸に溜まっているものを出す効果は少ないのです。一～二日に一度排便させる訓練を行って、便の流れがよくなると、食事・運動の効果が出てきます。

お子様の性格、こだわりが強いと、便秘の恐怖を克服するのが、なかなか難しいかもしれません。しかし、このこだわりの強さは年齢的なものが大きく、成長すればよくなっていきます。成長すれば、身体的にも、心理的にも、便秘の改善要素が増えます。しかし、それにはまだ何年もかかります。その間、便秘で苦しむより、積極的に治療したほうがよいと思います。

◎相談者返信

丁寧なお返事ありがとうございます。これまで浣腸に泣くのを見ているのが辛く、また、明日の朝なら次の食後なら出るかも、と先伸ばしにして三～四日でなくてやっと浣腸していました。それが余計に苦しむ原因だったと反省しています。

アドバイス頂いたように、もう少し早い日に浣腸してあげようと思います。今後の見通しも教えていただけて、とても気持ちが楽になりました。ありがとうございました。

●相談6：園児二歳・女児、保育園看護師より

◎排便コントロールを行っている園児に、保育園でできる事、保護者に対して促せること

現在、二歳児クラスに便秘で薬により排便コントロールを行っている児童が二名おります。二名とも四、五日に一度の排便で、排便困難や夜中就寝中に便意があるなどしたために、園医に相談し、少なくとも二日に一度は排便が見られるようにしたい、と受診をお勧めしました。

一名はラキソベロンとカマを使用して一年になります。薬が切れると便秘状態で、主治医に

受診し、浣腸や摘便で排便を行っています。水分はとれていますが、食事に興味がなく、夕食時以外は摂取量も少ないようです。もう一名は、便自体は硬くないのですが、排便困難でテレミン坐薬で排便を促しています。

二名とも園医と主治医が異なるため、今後の見通しが立たずにおります。

今後、保育園でできる事、保護者に対して促せることなど教えていただければ幸いです。

★お返事

保育園看護師として、いつも子どもたちの健康のことを考えていらっしゃること、すばらしいと思います。

さて、お問い合わせの件ですが。「少なくとも二日に一度は排便が見られるようにしたい」という原則は、とてもよいと、思います。食事量の少ない子、偏食の子だと、便量が少ないので、三日に一度の排便でもよいようなものですが、「慢性便秘」の状態では、便量が少なくても、二日に一度ぐらいは出しておかないと、便の溜まる癖から脱却できないのです。

①ラキソベロンとカマを使用して一年になるかた

おそらく、内服薬で便を緩くして、なんとか出しているのだと思います。内服を止めると、便秘に戻ってしまうのなら、まだ内服が必要な、便の溜まりやすい大腸ということです。内服を止めないように指導してください。止めたいなら、量を少しずつ減らしてみて、症状がどうかをみる。また、内服薬を続けても、浣腸や摘便の回数が増えるなら、内服薬だけではうまくいかないほど、直腸の状態が悪いということですから、積極的に浣腸を使う方法に変更しなければならないかもしれません。内服薬は年単位で必要なこともあります。便秘のことを軽く考えがちな（考えたい）親だと、きちんと内服させていないことがありますので、注意してください。また、内服すると腹痛が出るので、子ども自身が嫌がることもある。小食だと食事時間も長いので、内服のタイミングを逃しやすくなりますから、食後三〇分などにはこだわらずに、食事中でもよいから、内服させるようにしてください。食習慣は、すぐにはなおりませんので、徐々に改善させるように、指導してください。

②便自体は硬くないが、排便困難でテレミン坐薬で排便を促しているかた

便自体が固くないなら、直腸までは良い便が来ているが、排便しにくい溜まり癖のついた直腸（拡張し、うまく排便の動きができない状態）で、おそらく排便恐怖も重なって、自分では出せないのでしょう。坐薬を毎日か一日おきに用いて排便させるやりかたが、合理的で良いと思います。この方法でも、治療は数か月かかることがありますし、時には一年以上かかることもありますが、内服薬で出すよりも早めに改善します。坐薬の反応便が一定になったら、時々、子ども本人に、坐薬を入れる前に、自分で出してみたら、と促します。促さなくても、出せるようになると子どもは自分で出すのですが。排便恐怖が強いと、なかなか出さないので。

一般的に言って、一～二日に一度、すっきり排便させる、という便秘の基本治療において小児科医は緩下剤（ラキソベロンなど）を用いて、緩い便にして、無理やり出させる方法を用い

ることが多く、私たち小児外科医は、浣腸や坐薬を用いて、肛門〜直腸を刺激してすっきり出させる方法を用いることが多いのです。

子どもの便秘の便は、直腸に溜まっているのであって、大腸全体の動きが悪いからではないので、下から刺激してすっきり出すというほうが理論的にはよい、ということなのですが、すでに排便恐怖に陥っていると、浣腸・坐薬を子どもがとても嫌がるため、小児科の先生はあまり用いたがりません。内服でゆるい便にして無理やり出すか、便は普通の形にしておいて下からの刺激をして出すか、どちらも一長一短はあり、なんらかの無理はしなければならないのです。

また、軽い便秘なら内服薬で有効ですが、ある程度重症だと、下からの刺激なしでは、出ません。小児外科医が扱う便秘症は、重症化したものが多いので、どうしても、浣腸・坐薬が中心になります。ですから、この二人の園児のかたも、治療方針が一見違っているようにみえますが、どちらもまちがってはいなくて、要はすっきり出すということが肝心です。

◎相談者返信

経過があまり変わらず、「病院を変えよう」という話も出ていたので、長いスパンで経過を見ていくということで、少し気持ちが軽くなりました。生活習慣も含めて見守っていけたらと思っております。坐薬使用の子どもは、坐薬の使用頻度が低くなり、自力でほぼ排便が多くなりました。ありがとうございました。

3. 手術

便秘が高度で、薬物療法や強制排便法がうまくいかない場合、手術するという選択もないわけではありません。手術といっても、長くなった腸管を切除するという方法はめったに使いません。長すぎる大腸が捻転をおこして危険な場合、腸に便が溜まり過ぎ腸管の血行障害をおこした場合（コンパートメント症候群）ぐらいです。長過ぎるからといって切除しても、薬物療法や強制排便法をきちんと行わなければ、またすぐに長くなります。薬物療法や強制排便法をきちんと行っていれば、手術という選択になることはまずありません。

肛門の機能がうまくいっていない可能性のある場合は、内肛門括約筋の切開・部分切除、ボツリヌス毒素肛門括約筋注入といった方法もありますが、いずれも検査を行ったうえで、行います。最近では経皮的電気刺激も外国で試みられています。

浣腸・洗腸療法が有効で、肛門から行うことが様々な理由で困難な場合は、順行性洗腸路作成術[*注2]

＊注2：順行性洗腸の順行性とは、腸管の流れ通りということで、口側から肛門に向かって腸を洗うということです。ふつうの洗腸は逆行性で、肛門から管を入れて、口側に洗浄液を注入して、大腸を洗います。洗う範囲は、直腸、S状結腸、下降結腸の途中ぐらいまでです。それに反して、順行性では、自然の流れに沿って洗うのですが、そのためには、大腸の一部に洗浄液を注入するための穴（洗腸路）をあけなければなりません。つまり、手術が必要ということです。虫垂をこの洗腸路に利用したり、大腸の一部に作成したりします。

が選択されます。二分脊椎のかたが、主な対象です。

以上のような方法でもうまくいかない、様々な理由でそういう方法がとれずに、便秘、失禁で困っている場合は、ストーマ造設という手段もあります。肛門のレベルでうまくいっていないので、肛門をバイパスして便を出すという方法です。ストーマは大腸を腹壁に出す手術で、これを作成すると、そこから便が出ます。腹壁から外に出した大腸にストーマ装具を着けて装具の袋内に便を貯め、定期的に便を捨てます。ストーマを造設しても、日常生活はふつうに可能です。

4．どのようにして慢性的な便秘症が治っていくのか

子どもの便秘が治っていく過程は、さまざまです。さまざまな要因が重なって、便秘症ができあがっていくのですから、なおっていく過程もさまざまです。ひとつの要因をなくしたら、治った、というようなラッキーなかたもいますが、そう簡単ではないかたも、たくさんいます。

軽症の場合、直腸の感受性が鈍くなっていませんので、便の流れが良くなるだけで、腸管が良く動くようになり、便秘がなおります。便の流れを良くする手段としては、食事だけでよくなることもあるし、内服を使ってもよいし、浣腸のような強制排便の補助をしてもよいのです。

便の溜まりが強くて、直腸が鈍くなっているかた、fecal impaction（便塊閉塞・便塞栓）をおこしている場合ですが、解説の項で書いたように「悪循環」に陥っています。この悪循環を逆向きにす

るのですから、エネルギーがいります。程度が強ければ強いほど、逆向きに回すのはたいへんです。

しかし、なんとか回りだすと、今度はよい方向に向いていきます。

まず、disimpaciton（便塊除去）をすると、とりあえず、便秘で最も困っていた症状、排便したいのにできなくての大騒ぎがなくなります。出せなくて、あるいは、便意を我慢して苦しんでいるのがなくなって楽になります。便を漏らしていたかたは、漏れがなくなります。

維持治療を続けると、次第に腸の広がりがとれてきて、動きがよくなります。また、便を柔らかく出やすい形に保つことで、楽に排便できるようになります。毎日ないし一日おき程度に排便することで、排便の習慣ができていきます。

程度の強い方はなかなか、広がりがとれません。とれるのですが、溜めれば溜まってしまう腸なので、毎日出すことをしないと、容易にぶかぶかの状態に戻ってしまうのです。

治っていくと、便の形が変わっていきます。便が硬いかたでは、ブリストルスケール（51頁参照）の①、②の便が徐々に③、④になっていきます。便が緩い方では、徐々に泥状便が軟便になり、一時的にはむしろ硬めの便になるかたもいます。大腸の広がりの強い方は、なかなか、④のバナナ便になりません。緩い便にコロコロ便が混じった便が続きますが、続けていくと、バナナ便になっていきます。悪臭の強い便が、ふつうの子どもの便の臭いになります。

便が出しやすい形になると、自分で出せるようになりますが、直腸が鈍いとなかなか自分では出せません。それでも治療を続けると、直腸の感受性が徐々に戻り、出せるようになります。直腸に溜まってから出す便は大きな塊です。柔らかくても丸い大きな形のときは、肛門のすぐそばに溜めているな、と、わかります。

しかし、「悪循環」（55頁参照）のうち、直腸の状態だけがよくなっても、それだけで、自分で排便できるとは限りません。もうひとつの悪循環の輪、心理的な排便恐怖の輪を、逆回ししなければなりません。年長児では頭で考えて、大丈夫だなと思えれば排便しますので、早くよくなります。二歳前後から四歳ぐらいのかた、また年長児でもこだわりの強いかたでは、排便恐怖を克服するのがたいへんで、直腸自体はよくなっていても、なかなか自分で排便しません。

排便恐怖が強い場合、便意を感じることができるようになっても、便意を感じただけで、以前の怖かったことが思い出されて、便意を我慢してしまいます。怖いという感情が起きる前に、便意を感じると、反射的に肛門を締めてしまい、排便しないのです。緩い便ならなんとか出せるが、形があると出せない、排便しやすいしゃがんだ姿勢では出せないが、立ってなら出せる、という時期が続く方もいます。補助手段を用いて、楽に排便することを毎日繰りかえすことで、以前の怖かった経験が、徐々に乗り越えられるようになっていきます。恐怖体験をなかなか越えられない子どもでは、成長を待つしかありません。大腸、直腸を良い状態に維持して、待つのです。

数か月かかる、時に数年かかるかたもいます。その間は、便をかなり緩く保って排便するか、あるいは、緩くしても出せないかたでは強制排便の補助が必要です。

年長児になると、知能が発達し、理屈が少しずつ分かるようになり、社会性ができ、トイレで排便するという社会的ルールを受け入れるようになります。心理的な「悪循環」のサイクルはなくなるはずです。ところが入学すると、「学校での排便」という問題がおきてきます。朝、自宅に居る間に便意が出て、排便ができればもちろん問題はありません。しかし、朝食後少したってから便意が出る子は、歩いて学校に着いたころに便意が出ることがあります。また、給食だけは好き嫌いを言わずに食べるという子は、昼食後に便意が出やすいのです。授業が終わり、掃除の時間頃に便意が出る、という子もいます。しかし、学校のトイレはまだまだ子どもにとって、行きやすいトイレではありません。またよいトイレであっても、学校で排便したくない、という子どもも少なくありません（「小学校のトイレ事情」の項参照）。そうなると、心理的な悪循環のサイクルが、学校で排便したくないという理由で、止まらないのです。

この学校での排便問題は、成長して小学校高学年になっても、中学生になっても、続いていきます。おとなでも、会社では排便したくないという若い女性の便秘が問題になっているそうです。

●強制排便を要するかたが治っていく過程

最初は浣腸が嫌でたいへんですが、浣腸をするとスッキリすることがすぐにわかってきます。重症のかたでは、浣腸でも最初のころはなかなかスッキリ排便できないのですが、それでも続けると徐々にできるようになります。スッキリ感がわかると浣腸の必要性を理解するようになります。

しばらくは、浣腸の時だけ排便があるのですが、次第に、浣腸をする時間になると、便意が出てきます。排便したいと言うこともあるし、そわそわするのでわかることもあります。しかし、出してごらんといってがんばらせても、すぐには出ません。

しばらくすると、時々自分で排便するようになります。出始めのころは、少量だけ排便、反対に多量の時だけ排便、あるいは緩い時だけ排便できるのですが、次第によいバナナ便が出せるようになります。硬いと出せないけれど、次第に硬くても出せるようになっていきます。このころになると、便意が出て、自分で出せそうもない時は、あれほど嫌がっていた浣腸を自分で希望することもあります。

自分で、かなり排便できるようになっても、旅行に行くとできなくなる、幼稚園の行事があるとできなくなる、というようなことがあり、それも次第になくなります。また、夏はよかったけれど、寒くなったらできなくなった、など、波があるのですが、波がありながら、自分で出すことが増えます。

つまり、初めは、便の形・柔らかさ、量、排便前後のタイミング、排便の環境、心理的安定、生活などが、一〇〇点でないと自分では出せないのです。徐々に、九〇点で出せるようになり、八〇点で出せる、七〇点でも出せる、とハードルが下がっていきます。急に低くしようとすると、かえってハードルの高さが上がってしまいます。ハードルがなかなか低くならなくても、成長し、大脳が発達すると、それを飛び越す能力ができますので、急ぐ必要はありません。それぞれの子どものペースがあるのです。

時には、ずっと浣腸だったが、ある日突然自分で排便するようになり、それ以後はずっと自分で出している、というかたもいます。

便意が出て、自分で出せるのに、なかなか出さないというかたも幼稚園生ぐらいからはいます。親が、きょうはまだ排便していないね、と、催促するとトイレに行って排便します。それも、それほどがんばらずにすぐに排便することが多いのです。つまり、排便できる状態になっているのに排便しない、いわないとその日は排便しません。促すと嫌がらずにトイレに行く場合は、毎日、ないし一日おきに促します。次第に、自分から行くことが増えていきます。

●内服薬を使っているかたが治っていく過程

解説・治療の項で説明しましたように、毎日、ないし週三回以上の排便で、楽に出て、トイレ時間が短いことを目安に内服薬を使います。

最初は、やや柔らか過ぎるぐらいの便（ブリストルスケールの⑤）でもかまいませんが、次第に形のある軟便（ブリストルスケール④）で出せるように、徐々に内服の量を減らしていきます。つまり、便が柔らかいのが続くな、と思ったときに量を減らして、次第に中止にもっていくのです。

便が少しでも硬いと、すぐに排便の恐怖がよみがえり、排便が怖くなることがあります。それも成長でなくなっていきます。感染性胃腸炎での下痢をきっかけに、あるいは抗生剤の内服による下痢をきっかけに、薬がいらなくなった、というかたもいます。しばらく調子がよくて、内服がいらない、と思っていたら、寒くなってから、あるいは学校が始まってから、また便秘に戻ってしまった、というかたも少なくありません。

内服がいらなくなっても、一年ぐらいは、排便状態に気を付けて、出が悪い、と思ったら、早めに内服するようにしていると、安定して排便できるようになり、一時的に便秘状態に戻っても、薬を使わずにすぐに、よい排便に戻ることができるようになります。

大事なのは、何度も書いていますが、溜めないことです。毎日内服しないと毎日出ない、というのなら、毎日内服を続けます。そうすると、溜まり癖がついた直腸であっても次第に拡張がとれて、動きがよくなり、一日量で排便できる良い直腸になっていき、心身の発達、食事量の増加と相まって、内服がいらなくなります。今までのように、便が出なくなってから、三～四日様子を見て、それから内服する、というのでは、なかなか、大腸の溜まり癖がよくならず、便秘のパターンから抜け出すのが難しいのです。

●便秘は進行するとなかなか治らないし、再発しやすい

どういう治療にせよ、つまり、生活習慣の調整、食事調整、内服薬、浣腸などの強制排便、どれにしても、毎日続けます。何度も説明しますが、溜めないような治療が必要で、そのためには、毎日、ないし二～三日に一度は排便があるように調整します。

大腸はもともと溜まるようにできているのですから、広げようと思うと、かなり広がります。**直腸が骨盤内いっぱいに広がってしまう**かたもいます。それを空にすると、腸の壁は弾力性がありますので、縮小して動きやすい腸になり、便を移動させやすくなります。けれど、長く溜めっぱなしにしていると、いわば伸びたゴムですから、縮小できない、多少縮んでもまだ拡張がある状態になってしまいます。毎日食事をするのですから、便はすぐにまた溜まります。そこで、毎日排便するようにして、便を溜めないようにして、流れのよい大腸を維持していると、徐々に拡張がとれてきます。弾力性が良い状態で治療を始めれば、すぐに良く動く腸に戻りますが、悪くなってからでは元に戻るのに時間がかかります。それでも、少しずつはよくなっていきます。

また、腸の拡張が残っていても、流れが良くて、移動しやすい軟便なら、治療の前よりはずっと便が出やすくなります。

しかし、治療を途中でやめてしまうと、せっかく、よくなりかけていた腸はまた、拡張に向かっていきます。伸ばそうと思えば伸びるのです。常に流れを良くしておかなければならないのです。

●浣腸や坐薬、内服薬は、長期に用いてもだいじょうぶです

補助手段（浣腸や坐薬、内服薬）を用いての排便が長期に及ぶと、不安に思われる方が、ほとんどでしょう。いつまでやらなくてはならないのだろうか。このまま大人になっても必要なのだろうか。無理な手段を長く用いていると、それが癖になるのではないだろうか。

補助手段による排便は、癖になることはありません。

肛門直腸の先天的な異常で苦労されているかたでも、大人になると、うまく排便できるようになるのです。慢性機能性便秘症のかたでは、直腸を良い状態に維持して、成長を待てばよいのです。

浣腸・坐薬などの強制排便法は、直腸の状態が良くなり、心理的なハードルを乗り越えるようになるまでは必要です。便を溜める「癖」ができていますので、強制排便を止めれば、すぐにまた、もとの悪い状態に戻ってしまいます。強制排便が「癖」になっているわけではありません。

便を溜める「癖」ができている。強制排便が「癖」になっているわけではない。

たくさんのかたをみていますと、確かに一部には一〇歳過ぎても、強制排便を続けている方もいます。また、発達遅滞《ちたい》のあるかたでは、なかなか強制排便を止めることができないかたが多いようです。

学齢期では、強制排便をすることで、一日のリズムを整えている方も少なくありません。一日一回排便してスッキリすることで、ほかの時間は快適に過ごす。強制排便で生活がうまくいっているのなら、止める必要はないわけです。学齢期は、時間の配分が難しい時期で、うまくやり繰りするという精神的な余裕もない時期です。学齢期を過ぎると、自分で、トイレに行く時間を作るという余裕ができます。

内服薬についても同様で、子どもには、原則的に習慣性のないタイプの緩下剤を用いていますので、年単位で内服してもかまいません。内服薬の量がどんどん増える、ということはありません。

内服薬の量が増えていくというのは、治療がうまくいっていない、ということで、治療内容の見直しが必要です。浣腸・坐薬を併用すべきところを、内服薬のみで、無理に排便させているのではないか、緩下剤だけではなくて、大腸運動を調整するようなタイプの薬のほうが合うのではないか、などです。見直したうえで、量をある程度増やすことはあります。

実際には、一定量の内服薬を毎日使い、便性や、排便感覚によって量を多少増減させます。徐々に内服薬の量が減っていき、便が緩くなった機会に止めてしまう、というパターンが多いようです。内服薬を止めても排便はあるが、便が少し硬くて苦しそうとか、排便間隔が延びてくるような場合は、無理に止めることはありません。

親ごさんが、いつまで続けるの？　と心配するのはムリもありません。しかし、医療側からみると、数か月間、あるいは一年間治療を続けて、今は、治療前よりは、確実によくなっているのです。そして、子どもは確実に毎日成長しています。

昨日できなかったことが、今日はできるようになっている、今日できないことが、明日できるようになるのです。今、五歳でできなくて、大人になったらできていることは、そうとうあります。排便もそのひとつです。五歳でできないからといって、いきなり「大人になってもできないのでは」と、決めつけないでください。

子どもの成長を信頼して下さい。

●相談7：二歳・男児、母親より

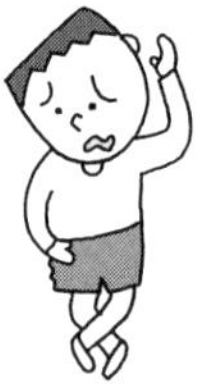

◎四～五日出ないのが普通で、毎回排便で苦しんでいるのです

五か月頃には三～四日に一回のペースでしか排便しなくなってしまいました。現在は三日に一回出ればよく、四～五日出ないことが普通です。排便時には一時間位苦しんで出すことが多く、切れていて血が混じっていることもあります。水分量が少ないのかなと思い、なるべく飲ませるようにはしているのですが、沢山は飲んでくれません。野菜や果物はよく食べてくれていると思います。四日目辺りから段々お腹が苦しくなるのか食事の量が減ってきてしまいます。毎回排便で苦しんでいる姿をみて、どう対応していいか悩んでいます。

★お返事

排便自体がうまくできなくて、苦しんでいるという文面で、拝見する限りでは、直腸に便がたまりすぎて、直腸の感受性、動きが鈍くなり、うまく排便できなくなるタイプの便秘のようです。

このタイプでは、少し進行すると、食事の注意や、生活習慣の改善、内服薬などでは、症状の改善がえられにくいのです。水分は、多いほうが良いですが、多いからといってそのぶんの水分が便にまわるものではない。脱水症でなければ、水分では便は柔らかくなりませんので、あまり無理に飲ませなくてもいいです。

それよりも、直腸まで便が来ているのに、出せなくて苦しいのですから、坐薬とか、浣腸とかの肛門からの刺激で出してやる必要があります。そして、毎日便を出して、よい直腸にもどしてやらないと、今の状態から抜け出せません。今はそれでもなんとか五日ぐらいで出せていますが、そのうちさらに出せなくなったり、少量ずつ頻回に出すようになったり、漏れるようになったりしてしまうことが多いのです。

まず、浣腸などで、溜まりきっている便を出してやり、その後、内服薬との組み合わせで、治療していくのですが、専門外来での指導を受けたほうがよいでしょう。

◎相談者返信

前回は六日目で排便だったのですが、今回は四日で出ました。でも、前回も今回一度排便し出した所から一時間、二時間苦しんで、結局出せず、一回やめてから、お昼寝明けや、数時間後に再度もよおして、三〇分位で出すといった状況です。本人も周りも辛いのでやはり受診をしようと思います。

●この方は「排便外来」を受診されました。「便秘がなおっていく過程」の範例として記してみます。

外来受診記録　便秘がなおっていく過程

・**病状**：便が溜まると、腹部膨満、食欲低下。便意が出ても排便ができなくて苦しむ。便意が出てから半日がかり、汗だくで排便、排便時痛が強く、出血することもある。大人の便より大きな硬い便を出し、トイレが詰まったこともある。

初診時は、受診直前の数日、寒天ゼリーをよく食べていたせいか、二日に一度は排便がみられていた。

・初診時診察：一日おきに排便がある、ということだが、診察すると直腸に便が溜まっている状態だった。また、大きな便が通った時にできた裂肛の痕跡が明らかで、また大きな便が通ると裂けそうであった。病態を説明、酸化マグネシウムの内服を毎日と、グリセリン浣腸三〇㎖を一日おきに使って排便するように指導。

★解説1：寒天ゼリーを食べることで一日おきに排便が得られていると、それを食べ続ければよいのではないか、と思って、内服、浣腸治療をしたくない、と考えるのがふつうです。しかし、こういう食事での改善は一時的なもので、たとえ食べ続けても、また次第に数日以上の便秘に戻っていきます。それに子どもは、しばらく続けると飽きてしまって、急に食べなくなることが多い。やはり、便秘で変化してしまった直腸を良くする治療を始めたほうがよいのです。食事、オリゴ糖などの軽い浸透圧性の下剤などは、一時的に効く。たいていは三～四週間ぐらいは効いて、また効かなくなっていきますので、あれこれと、次々に試していると、二～三か月はすぐにたってしまいます。便秘による直腸の変化が、固定してしまうのです。

・二回目の受診時の病状：浣腸を使って出る便はコロコロ便だったが、次第にバナナ便になり、次には緩い便になっていった。このため酸化マグネシウムは半量に減量したが、緩くても自分では出せないので、グリセリン浣腸三〇㎖は続けた。また、オムツ排便であったが、トイレには座れるようになった。

★解説2：内服と浣腸で、大腸の便の流れを改善すると、大きな硬い便がなくなり、コロコロ便も次第になくなり、良いバナナ便になります。解説1で説明した、溜まりきった便を出す〝disimpaction〟（便塊除去）ということができた状態です。それだけで、自分で排便できるようになるかたもいます。直腸の状態が良くない場合は、そのままでは、また便が溜まってしまうので、定期的、つまり毎日か一日おきに排便するように補助を続けます（維持治療）。

このかたの場合、直腸まではあまり滞らずに便が来て、そこで溜まってしまっていたので、便を柔らかくする内服薬は少量でじゅうぶんなのです。便の柔らかさを内服薬で調節しますが、それだけでは自分では出せないため、浣腸を補助として、毎日、ないし一日おきの排便を維持します。便の柔らかさは、オムツ内で、押せば潰れる程度、ないしもう少し柔らかい便が良いでしょう。硬すぎても、緩すぎてもよくありません。ブリストルスケールでいうと、④番から⑤番ぐらいです。このかたは、一日おきの浣腸ですから、どうしても先が少し硬めになります。オムツ排便からトイレに座れるようになったということは、排便に対する、心理的なハードルが少し下がった、ということで、とても良いことです。

・**その後の経過**：初診から六か月後、一日おきのグリセリン浣腸で、出始めはやや硬いがほぼバナナ便が出ていたところ、急に便意を訴えて、自分で排便するようになった。しばらくは、出なくてグリセリン浣腸を使うこともあるし、自分で排便することもあるという状態で、二日に一度は排便させることを続けた。

★解説3：しばらく浣腸を続けていると、直腸の状態が良くなり、自分で排便ができるようになります。この期間は、さまざまで、初診の時点での予測は困難です。このかたの場合は、ほぼ半年でした。また、浣腸が必要な時点で、ある程度心理的なハードルが下がっていましたので、直腸の改善が得られたら、スムースに自分で排便できるようになりました。排便の恐怖が強いかたでは、直腸が改善しても、心理的に排便がなかなかできず、自分で出せるようになるまでに時間がかかります。

・**その後の経過**：三週間、そういう状態が続いたのち、グリセリン浣腸を使うことがなくなり、一日おきにずっと自分で排便するようになった。排便がないようだと母が促して、すぐにトイレに行って排便する。やや硬めのバナナ便を出す。

三歳〇か月（初診から一〇か月）：酸化マグネシウム少量を毎日内服し、一日おきにバナナ便が出る。風邪をひいたときだけ便が硬くなり、出せなくてグリセリン浣腸を使った。母がトイレを促すことは必要。

三歳三か月：幼稚園入園。時々便が硬くなると、酸化マグネシウムを増量している。毎日良いバナナ便が出ることが多いが、一日おきになることもあり、排便がないと、母が声をかけてトイレに行かせて、五分ぐらい座って排便する。二日に一度は排便させている。一日おきだと、先が硬い便になり、たまに排便時出血がある。入園以降はグリセリン浣腸を使うことはない。幼稚園の二学期になって、幼稚園でも便意が出ると排便するようになった。

★解説4：自分で排便できるようになっても、便が硬い時は出せない、あるいは出したくないので溜めてしまう、ということがみられます。こういう場合は、ふつうの子どもなら、三〜四日待ってもよいのですが、慢性便秘症になっている子どもでは、せっかく良くなった直腸拡張と排便恐怖が、すぐに再発してしまいます。一日に一度排便を維持することが重要で、そのために、時々は浣腸を使うことも必要です。このおかあさんは、それをきちんと守って下さったので、治療がうまくいったのだと思われます。徐々に硬い便であっても、がんばって排便できるようになっていきます。でも硬い便が続くと、また排便が嫌になっていくので、内服で調節し、硬い便が続かないように気をつけるのがよいでしょう。

　自分からトイレに行かないときは、お母さんが声をかけて、排便させることも重要です。ふつうの子どもなら、そこまでする必要はありませんし、母親が言わないと排便しないというパターンを作るのは、あまり良いことではありません。しかし、便秘気味の子ども、このかたのように便秘がなおる過程にある子どもでは、声をかけてください。声をかければ排便がある、ということは、直腸まで便が来ていて、出せる状態なのに出さないでいる、ということです。

そこまで来て出さない、というのは、便秘症でないかたには理解できない状態ですが、直腸の感受性が完全には戻っていない便秘癖のついた直腸であること、排便自体がなんとなくイヤ、面倒という心理的な要因とが重なって起きています。排便は毎日（ないし一日おきには）するものだ、という習慣付けが重要です。また、母親が毎日自分の身体の状態に気を配っているのだということを、子どもが確認することでもあります。

・その後の経過：三歳六か月、風邪で抗生剤を内服したところ、便が緩くなったため、内服薬を中止した。抗生剤が終了しても、毎日排便していたので、そのまま内服を再開せずに様子をみていたが、続けて毎日排便がある。また、食事量が増えたことも相俟《あいま》ってか、母親が声をかけなくても、自分で「ウンチしてくる」といって、トイレに行くようになった。

★解説5：抗生剤内服や、胃腸炎罹患での下痢をきっかけにさらに排便が良好になることがあります。このかたも、母がいちいちいわなくても排便できるようになりました。

また、一時的に便の通りが良すぎた後で、ふだんの排便も改善し、心理的にもさらにハードルが下がりました。こうなっても油断せずに、少しでも出にくそうな時は、内服を一回使うなどの配慮が必要ですが、それも次第に不必要になり、硬い便でも頑張って出せるようになります。

ほとんど通院を終了してよい状態になりました！

5．排尿、尿の漏れの問題――慢性便秘症で排尿にも問題が出る

幼児の慢性便秘症では、排尿障害もみられる、といわれています。尿路感染症を繰り返す、尿路系の先天的な異常が多い、という報告もあります。私どもの施設でみているかたについては、重症な便秘が多いのですが、尿路感染症や、生まれつきの尿路の異常が特に多い、ということはありません。しかし、昼の少量の尿漏れ、夜尿症（おねしょ）、はかなりあるようです。便秘での初診の年齢が、トイレットトレーニングを始める前のかた、始めることができないかたが多いので、正確な数値は捉えられていません。

逆に、排尿障害のあるかた、尿路系の先天異常のかたでは、かなり多くのかたに便秘を認めます。そして、便秘があると、尿路系の治療のコントロールもうまくいかないことがあります。

尿の漏れを、遺尿症（尿失禁症）というのですが、トイレットトレーニングが終了した後でも、昼の漏れで、遊びに夢中になると、たまに少し漏れてしまうというものや、夜間だけの漏れ（夜尿症）は、たいていは、成長とともに改善します。常に漏れる、トイレで排尿したのにすぐに漏らす、排尿回数が多すぎる（頻尿《ひんにょう》）、逆に少な過ぎる、がまんできそうだったのに急に尿が漏れそうになってあわててトイレに行くが間に合わない、一〇歳以上になってもまだなおらない、という場合は、なにか病気が隠れている場合もありますから、診療を受けたほうがよいのです。なお、緊張するよ

うな場面で頻尿になるのは、ふつうの反応です。大人でもそうですよね。自宅でのゆったりした環境で、頻尿でなければ心配はいりません。

心配で受診する場合は、一日の尿の回数、一回の尿の量（多いか少ないかだけでもよい）、ふだんの尿の濃さ、一日の水分摂取量、排尿をがまんしてしまうほうかどうか、などについて記録しておくと、診察の参考になります。夜尿があれば、オムツで漏らした量を測定しておくとよいのですが、これもだいたいの量でも参考になります。

てんかん、睡眠時無呼吸症候群（子どもでは扁桃腺肥大のときに出やすい）などでも、尿漏れが出るとされています。

夜尿症、いわゆるおねしょは、ほとんどが成長とともによくなります。

日本小児泌尿器学会では、「夜尿症」とは、五歳を過ぎても週に二～三回以上の頻度で、少なくとも三か月以上連続して夜間睡眠中の尿失禁（おもらし）を認めるものを夜尿症としています。小学校入学の時点で、約一〇％のかたに夜尿症がみられますが、一〇歳過ぎると五％程度に減り、さらに成人までにほとんどのかたが、なおります。本人と家族が生活上も心理的にも負担がないなら、少なくとも一〇歳ぐらいまでは放置してもよいわけです。今は良いオムツがありますので。しかし、心理的に負担を感じているようなら、診療を受けましょう。まず相談するのは小児科医です。

夜尿症は、夜間睡眠中の尿量が多くなってしまうこと、尿を溜めておく膀胱の機能の未熟さ、睡眠覚醒のメカニズムの未発達さ（睡眠中に膀胱が充満しても、尿意を感じて目を覚ますことができない）

などの、いろいろな要因が混ざっておきるもので、どこが主にうまくいっていないのかを探り、それに合わせた治療が選択されます。要は、睡眠中に作られる尿量が、膀胱に溜められる尿量よりも多いと、夜尿につながるわけです。もちろん、親のしつけが悪い、あるいは子どもの性格が幼すぎる、などといった問題ではありません。また、睡眠中に、起こしてトイレに行かせるというのは、治療にはつながらないので、宿泊行事の時などはやむをえませんが、やらないほうがよいのです。

診療を受ける前に、まず自宅で試みてもよいことは、水分量の調整です。ただし、これは夜間の尿量を調整することですから、どこまで有効かはやってみないとわかりません。具体的には、昼は水分を多めに摂りますが、夕方以降は控えます。夕食は塩分の多いものは、味噌汁や漬物類も含めて注意して避けます。果物も夜は止めます。夕食以降は水分を摂らないようにします（就眠前の三時間は食べる、飲む、の両方とも止める）。また、就眠前に必ず排尿させます。夜尿があったかどうかの記録をとることも、良い効果があるようです。排尿を我慢させて、膀胱に溜める量を増やすという訓練もありますが、小児科医に相談してからにしてください。

心理的な負担を避けることは大事です。漏らしたことを叱ったり、漏らさないようにと、強くプレッシャーをかけたり、漏れたことをからかったりしないでください。そういうことをするのなら、診療を受けるべきです。漏れなかったら、よかったね、と言ってやりましょう。

さて、便秘との関係ですが。

便を溜めている上部直腸と、尿を溜めている膀胱とは、同じ骨盤腔内にあり、隣同士、接しています。常に直腸の便が溜まり過ぎている慢性便秘症の状態だと、膀胱にじゅうぶんな量の尿が溜められなくて、尿の漏れの原因になることがあります。便秘を治療したら、昼の漏れがなくなった、夜尿がなくなった、というかたが実際にいます。逆に、急に尿の出口が塞がれて膀胱に尿が溜まり過ぎたために、便が溜められなくなり、しょっちゅう排便しているというかたがいて、排尿を良くしたら、とたんに排便もふつうになった、というかたもいました。

便秘を治療したら、ただちに尿の漏れもなくなるとは、限りません。直腸に行く神経と膀胱に行く神経は、同じ部位の脊髄から出ています。直腸への神経の働きが悪いなら、膀胱に行く神経の働きも悪くなります。二分脊椎（181頁参照）がそういう病気ですが、そこまではっきりしなくても、現在の医学的な検査のレベルではわからない程度の軽い異常があるのかも、と思われるかたもいます。つまり、便が溜まりやすいひとは、尿も溜まっても平気なのかな、と思われるかたがいるのですが、これは推測の域を出ません。こういうかたは、成長とともによくなります。また、ガマン癖が、排便についても、排尿についてもあるようだ、という子どももいます。

心配なのは、二分脊椎を含め、生まれつき、尿路の異常があるかたです。特に、膀胱とそれより上流の尿管とのつなぎ目の機能が弱い、膀胱尿管逆流症という病気では、便秘があると、膀胱の機能がさらに悪化し、腎臓に向かって尿が逆流しやすくなり、腎臓機能まで悪化してしまいますので、必ず便秘の治療をしておくことが必要です。

尿の漏れのあるかたの中には、膀胱機能を調節する薬を使うかたがいます。薬によっては、便秘が悪化します。神経因性膀胱など、薬がとても重要なかたもいますが、ふつうの夜尿症の場合は、便秘の治療を優先させてください。つまり、夜尿症では、成長で自然に治る率が高いので、小学校低学年までは、便秘をおこす薬は選択肢からはずす、あるいは、便秘のコントロールが軌道に乗ってから使う、ということです。治療を受ける子どもにとっても、親にとっても、二つの治療を同時に頑張るというのは、とてもたいへんだ、ということも理由の一つです。

COLUMN

排便のバイオフィードバック訓練

解説の項で簡単に触れましたが、排便・排尿には、骨盤底筋（骨盤を底から支える筋肉群）が関わっています。特に肛門の周りにある肛門括約筋、恥骨直腸筋、肛門挙筋群《こうもんきょきんぐん》が、排便に重要です。これの発達がじゅうぶんでないのが、鎖肛という生まれつきの病気です。

大人、特に中年以降の女性では、この筋肉群を訓練することで、排尿・排便障害の症状を改善させようという試みがあります。具体的には、肛門を瞬間的に、あるいは持続して締める練習です。子どもでは、骨盤底筋が弱くて症状が出ているわけではないし、そこだけ鍛えるのがなかなか難しいので、特に勧められてはいません。鎖肛のかたでは試みられています。

また、鎖肛のかたもそうですが、慢性便秘症の子どもでは、筋群を強化するためというよりは、訓練の中で、排便の時の括約筋の使い方（締め方）を理解するのに有効な可能性がありそうです。

というのは、鎖肛のかた、慢性便秘症のかたの一部には、「便意が出たときのように、漏れないように筋肉を締めて」、というと弛み、「排便するときのように弛めて」、というと締めてしまうかたがいるからです。この排便方法、筋肉群の使い方をわかりやすくするのが、バイオフィードバック療法です。

肛門の括約筋のところに圧力計を留置し、直腸内には小さな風船を入れてそれを便塊の代わりにして、肛門を締める練習をします。締める力が圧力の変化としてモニターに表示されます。モニターで圧力変化のグラフではなくて、おもしろい動物が出てきたりする仕組みならば、ゲームをやっているような気分で、子どもでもその変化がわかりやすくなります。

子ども自身が画面を見ながら自分の力の加減を確かめることができるので、筋肉の使い方を体得していくという方法です。

この訓練を行うには、まず、排便の恐怖がなくなり、肛門の処置をリラックスして受けることができる状態であること、訓練に興味があることが大前提です。

訓練自体は幼児からでもできますが、実際には、排便恐怖がなくなると排便がうまくいくようになることがほとんどですので、この訓練が適応となる方は限られています。年長のかたで、肛門の使い方がへたで、強制排便に頼ってしまう、というかたは試みると良いと思います。

6. 腸の過敏性について—子どもの過敏性腸症候群

幼児、小学生の子どもの便秘をみていると、「過敏性」があるという印象の強いかたがいます。腹痛などの腹部症状が少ないので、過敏性腸症候群という診断をつけるまでには、いたらないのですが。

子どもの慢性便秘症では、便が溜まり過ぎて腹痛を起こします。また、溜まり過ぎて便性が悪化して、緩い便が出ることはあります。過敏性腸症候群のように、たとえばストレスがかかり緊張する場面になると急に腹痛が出て、トイレに駆け込むというようなことは幼児ではありません。でも、緊張することがあると、排便の状態は悪化します。そういう場合、緊張で大腸の動きが悪くなり、便がふだんよりも溜まってしまい、いつもの治療では、排便間隔が長くなってしまうので、内服薬を増やさないといけない、ということが出てきます。

また、そういう緊張の場合、それほど便が溜まっているわけではないのに、便が硬くコロコロになってしまうかたがいます。ふつう、コロコロ便は、便が溜まり過ぎて先だけ出ている場合が多いのですが。そういうかたで、大腸の状態をレントゲン撮影などでみてみると、大腸の拡張も便の溜まりもあまりありませんので、溜まり過ぎではないことが確認できます。溜まり過ぎていないのに、大腸の中ほどよりさらに上の、ふつうなら軟便がある部位にも、コロコロ便がみられます。また溜まり過ぎではないかと、内服薬、特に刺激性の内服薬を増やしても、あまり効果がありません。緊張するようなできごとが過ぎると、徐々に元に戻っていきます。こういうコロコロ便は、大人でいう「痙攣性便秘」に相当するもので、腸の過敏性によるものだと思われます。こういうかたが、思春期のころになると過敏性腸症候群になるのかどうかは、まだよくわかりません。

過敏性腸症候群は、思春期以降の疾患です。「大人」の項（216頁参照）で説明するように、腹痛と便通異常を主体とした、機能性疾患です。子どもでは、一〇歳ごろからみられるようになり、思春期にかけて、徐々に増えてくるようです。

過敏性腸症候群と診断して、私どもの外来で治療したかたの最少年齢は七歳ですが、ほとんどは一〇歳以上のかたでした。症状は腹痛が主体です。大人の過敏性腸症候群のような典型像ではないが、定義にあてはまり、治療しているかたがほとんどです。やはり、心理的なストレスが症状と強く関連しているという印象があります。不登校に結びつくこともあります。

症状は腹痛と便秘、または下痢ですが、下痢は多少緩い便という程度です。軽度の便失禁を伴うかたもいます。ふつう子どもで便の失禁があるというと、便の溜まり過ぎによる溢流性《いつりゅうせい》便失禁ですが、このかたたちでは、溜まり過ぎを治療した後でも、緊張するようなことがあると、軽度の便失禁がまた出る、あるいは、最初からあまり溜まり過ぎていないこともあります。腹痛とともに、嘔吐がみられたり、頭痛などを伴うこともあります。

治療は、まず便が溜まり過ぎていないかどうかをチェックし、溜まり過ぎなら、まずそれを治療します。過敏性腸症で、便が緩くなりやすいかたでも、便が溜まっていると、さらに症状が悪化しますので、流れの良い大腸にしておくことは重要です。便が溜まっていない場合でも、便通の調整をしますが、便秘傾向であっても、刺激性緩下剤は腹痛を悪化させ便秘にもあまり効かないことが多いようで、むしろ、弱い浸透圧性緩下剤のほうが有効なことが多いようです。また、ポリカルボフィルカルシウム（ポリフル、コロネル）という過敏性腸症候群のための薬、そのほかに、腸蠕動を調節する薬、漢方薬などを使って治療します。どういう薬がよいかは、個人差が大きいのですが、子どもには、あまり強い薬は原則として使いません。もちろん、受験などの際に、急な腹痛がおきたときに使う、ということはあります。

投薬は、便通の調整役程度にして、生活の調整を重要視したほうがよいでしょう。実際に家庭内の緊張の調整、部活やスポーツ活動などの調整、受験終了などで、改善することがあります。

しかし、どういうことが心理的なストレスになっているかが、わかりにくいかたもいます。緊張すると腹痛が出る、というわかり易い子どもばかりではないのです。本人も何が問題なのかわかりません。言葉で、これが原因だ、と言えないから、身体が訴えているのです。大人は、子どもに何が起きているのかをよく見て、どうするべきかを考えなければなりません。

ストレスの原因が特定できたとして、それを除去することが解決とも限りません。負担が大きいと判断すれば、それを本人がやりくりできるように、何かの調整をするべきです。そういう関わりかた、関わっているということ自体が、その子どもにとって必要なものだと思います。

発達障害児の治療

発達障害児と便秘治療（失禁治療を含めて）

慢性的な便秘を起こす疾患には、49頁表1のように、骨盤の下部のできかたの異常（直腸肛門奇形など）、脊髄神経の異常（二分脊椎など）、腸壁の神経の異常（ヒルシュスプルング病など）、その他の外科的疾患があります。

そのほかに、おなかの筋肉（腹筋）が弱い場合（ダウン症候群、腹壁筋肉の形成不全など）、内科的疾患もあります。

ホルモンの異常（甲状腺機能低下症など）でもおきますし、常用している薬（抗痙攣《けいれん》剤，鎮痛のための麻薬、など）も影響します。低出生体重や、重症の心疾患などで成長発育が遅い子どもでも筋肉の発達が遅れて、便秘になりやすいですし、精神発達の遅延、精神的な要因も関係します。毒物によるものもあります。

これらのうち、顕著な器質的原因による便秘症は、次章で扱うこととして、ここでは発達障害児の排便についてとりあげたいと思います。

発達障害のある子どもでは、便秘・排便障害が時々みられるのですが、これが見過ごされていることが少なくないようです。

見過ごされる理由としては、もともとの障害の診断・治療などで排便のことまで気が回らない、排便の問題はわかっているがそれどころではない、ということがあり、また、もともとの障害があるので、排便のトラブルはしようがないのだ、と思っていることもあります。

もっとも問題なのは便失禁です。いつまでもオムツをあてている、いつも便臭がする、便が床に落ちている、トイレの壁まで便で汚すなどです。普通学級に行ける程度の軽い知能低下でも、失禁があると、普通学級では受け入れてもらえず、支援学級を強制されます（支援学級がふさわしい子どもなら、もちろんそのほうがよいのですが）。

発達障害があると、知能低下を伴っている場合もあり、遅れているから便を漏らすのだと、決めつけられがちです。発達障害児は、筋肉の発達も遅れていることがあり、括約筋が弱い、あるいは、うまく括約筋を使えないということがあります。また、自分の気持ちをうまく表現することができないと、便意を訴えられないということもあります。しかし、

実際には、便秘の治療をすることで、直腸に便を溜め過ぎないようにすると、ほとんどのかたは、便を漏らすことがなくなります。

このようなかたは、便秘の治療をしても、薬剤や処置から完全に離脱するには時間がかかるし、離脱できないかもしれません。しかし治療をしながらでも、快適な生活を送ることができるのですから、ぜひ治療していただきたい。

また、自閉症スペクトラムのかたでは、感覚過敏がみられることがあり、排便のちょっとした違和感から便秘になり、また治療もなかなかうまくいかないことが少なくありません。外来で拝見していて、治療が最も困難で、時間がかかるのは、こういうかたたちです。それでも根気よく治療していくと、心身の発達も相俟《あいま》ってよくなっていきます。

自閉症スペクトラムのかたでは、全く治療をうけつけないかたもいます。内服は薬の形状、味に過敏に反応して飲めず、浣腸などの処置はパニックをおこすのでできないなど、親からみると、どうしようもない、ということがあります。

ひどいときは入院での処置も必要なことがありますが、なんとかいろいろと工夫して、その子どもなりのよい排便状態にもっていけるようにしたいものです。

◇◇◇◇◇◇◇◇◇◇◇

●相談8：一〇歳・男児、母親より

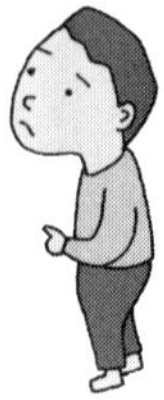

◎発達障害があり、排便がうまくできません

発達障害があります。排便がうまくできず、下着を汚したりします。

現在は近くの大腸肛門科にかかっていて、坐薬で便を出すように指導され四か月ほど続けています。一週間に一度くらいの割合で、浣腸もしています。

先生には、このまま一生坐薬を使い続けなければいけないだろう、という風に言われましたが、発達障害のトレーニングとともに排便トレーニングをすれば、いつか排便ができるようになるのではないかとあきらめきれません。

なにかいいトレーニング方法や、ご指導いただける医療機関などがあればぜひともお教えいただきたく、問い合わせさせていただきました。よろしくお願い申し上げます。

◇◇

★お返事

発達障害があるかたで、排便がうまくできないとのこと、ご心配ですね。

「下着を汚すので」、ということは、便が直腸に溜り過ぎてねっとりした便で汚れるのでしょうか。坐薬は毎日使っていますか？

毎日スッキリ坐薬で出せていれば、汚れないはずですが。一週間に一度の浣腸で、またかなりの便が出るようなら、坐薬での排便が不十分ということになり、ふだんから浣腸を使ってスッキリさせたほうがよくなります。一週間に一度の浣腸であまり便が出なければ、普段の坐薬でじゅうぶんということです。

発達障害といっても、とても多様なので、お子さまの状況がよくわからないのですが、一般論で書きますね。

発達障害のかたでは、確かに自分で排便できるようになるのに、時間がかかります。しかし、一生とは限りません。腸の溜り癖を毎日の坐薬、または浣腸でよくしていけば、自分で便意がわかり、自分で出せるようになる可能性はあります。まず、よい腸を作っていく必要がある、そのために毎日排便させます。自分の力で排便できるようになるには、普通児でも数か月〜一年ぐらいかかることがあります。

本人が理解してくれれば、バイオフィードバック訓練（137頁）を試してもよいと思います。便の出る感覚を、模擬便としてバルーンを肛門内に入れて排便させて、訓練するものです。しかし、直腸を良い状態にもっていった上で試すと効果があるので、しばらくは坐薬・浣腸を使ってみてからです。

それ以外には、特別な訓練法はありません。リハビリの先生、理学療法士の中には、排便しやすいような体位、姿勢の指導をしてくださるかたがいますので、大きな病院であれば、そういうかたがいるかもしれません。

発達障害のかたは、感覚過敏を伴うことがあるし、自分が納得しないと、次の段階に行くことができないので、まず、良い直腸にすることに主眼をおいてください。また、偏食が強い方もいますが、食事はバランスよくとれていますか。運動の苦手なかたも多いのですが、筋肉の発達も大事です。

また、本人が坐薬・浣腸でうまくいって、今の生活がハッピーなら、それはそれでよい、というように考えを切り替えることも考えてみてください。何も無理に自分で排便することにこだわらなくてもよいのではないでしょうか。そこにこだわると、かえって心理的にも負担になりますので、今、おなかの調子がよいなら、今、漏れずに楽しく通学できるなら、そのうちに、という暢気な態度のほうが、自分で出せるようになります。おかあさまにしてみれば、無責任な発言と思われるでしょうが、腸の状態は無意識的な心理的な圧迫で、悪化するものです。けっしてあきらめるということではありません。ともかく腸を良い状態にして、回復〜成長を待つ、ということです。

◎相談者返信

ご丁寧な返信ありがとうございました。坐薬は毎日、浣腸を一週間に一度していますが一生この状態を続けなければならないのか、それとも少し可能性があるのか、と考え、相談させていただきました。ありがとうございました。

● 相談9：一八歳・男児、父親より

◎最重度の知的障害児です。トイレでの大便ができないことの困惑

息子のような場合が排便外来の範疇になるかどうか分かりませんが、何かご示唆をいただければと、メールをさせていただきました。

息子は生まれついての知的障害児で、ＩＱ20程度、Ａ1という最重度の知的障害を持っています。言葉は話せません。ただ、マカトンサインという知的障害者のための手話で、自分に必要な意志の疎通はできます。日常生活に必要なこともほとんど一人でできます。

排泄も小便は五歳くらいから普通に一人でできるようになりました。ただ、大便だけがどうしてもできず、未だにパンツの中に垂れ流し状態です。

本人もそのことはとても気にしていて、トイレでするように言うと何日も便秘状態になってしまうことがあり、旅行のときなども、気にすると五、六日の旅行でもしないことがあります。

今までも何回もトイレで大便をすることにはチャレンジし、トイレに座って入れるようにトイレにテレビを置いたり、部屋に老人介護用のポータブルトイレを置いたり、さまざまなことにチャレンジしました。今も、うんちをしたそうなときに、トイレに座ってみようねというと五分、一〇分は座らせることはできますが、トイレで出る事はなく、どうしてもすぐ後にパンツにしてしまいます。しかし、本人にはみんなができるという、トイレでの大便ができないということが、心理的には不快であっても、パンツの中に大便をすることが生理的に不快であるという感覚はないようです。

現在は母親がすべて大便の世話をしていますが、私たち夫婦もやがて高齢となり、いつまでも息子の世話をできるわけではありません。それまでになんとか大便をトイレでできるようにしたいと、切に願っています。

◇◇◇

★お返事1

息子さんのことで、お困りのごようす、今はなんとかなっても、今後のことでご心配であること、たいへんだと思います。

まず現状ですが、今の排便は垂れ流しなのですか？　それともオムツ排便ですか？

「垂れ流し」というのは、いつ排便するかわからなくて（便意がわからない）、オムツをしていないと大便が漏れてでてきてしまう、あるいはたくさんは漏れなくても、下着が汚れるという状態です。漏れてからも、漏れたことがわからない、というかたもいます。

「オムツ排便」というのは、便意があって排便するのだが、トイレでは排便できないため、オムツに履き替えてオムツ内に排便するということで、いつでも漏れてしまうわけではない、という状態です。また、座位での排便はできないが、立ってならできるというかたもいます。

それぞれ対処が少し異なります。

また、便性はどうでしょうか？　緩い便で、出そうになると少しの間でも我慢できなくて漏れてしまうのか、それとも硬くて大きな便で出すのがたいへんなのか？

文面では、便秘はなさそうですね。出しやすい便だがトイレでは出せなくて、オムツなら出せるということでしょうか？　それなら、一日一回オムツ排便で、そのオムツさえ始末し、あと汚れた肛門周囲をうまく拭くことができれば、あまり日常的な問題はなさそうに思えてしまうのですが、どこがたいへんなのかを教えてください。トイレ排便でも、汚れた肛門周囲をうまく拭く、ということができないと、ひとりでは排便できません。

知的障害のあるかたは、大多数の人たちの感受性とは少し異なる感受性をもっていることがあり、感覚過敏のことがあります。また新しい方法には慣れないという頑固な一面がありす。そのため便座に座るということ自体の抵抗が大きくて、オムツ排便のままでいる、ということがあります。

とりあえずは、トイレ排便を強制しない。実際に強制してもできないし、心理的に圧迫すると便秘になるだけでしたね。なにかのはずみでトイレで排便できると、それを学習できるのですが、そのチャレンジ自体が困難です。バイオフィードバック法という排便の訓練法があるのですが、これは知的障害のかたでは難しい。一〇歳ぐらいの知能がないと困難ですし、本人にやる気（モチベーション）がないと無理です。

トイレ排便を目標にするよりも、「オムツ排便」だが本人が始末できる方向に目標を切り替えたほうが、現実的なように思えますが。どんな方法でも、自分で始末できると（自立すると）、本人に自信がつき、また、自分で始末してみるとトイレのほうが楽なことにも気がつき、そうなると意外とトイレで排便できるようになるかもしれません。マカトンサインができるかたなので、可能性はあると思いますが。

◇◇

◎相談者返信1

こちらの質問にお答えいただければ、それに対する対処法をアドバイスできると思います。

お忙しい中、ご丁寧な返信、ありがとうございました。

まず、「垂れ流し」の質問ですが、「垂れ流し」と言ってよいと思います。本人がパソコンなどに熱中していて（インターネットのYouTubeが大好きなのです）、便意が分からずにしてしまう場合もありますし、したそうにしているので、こちらからトイレに行ってみるかと聞くと、頑強に否定して、そのままにしてしまう、という状態です。

今は、オムツはまったく使用していないので、完全にパンツの中にしている状態です。

「便性はどうでしょうか？」というご質問。きれいなころころうんちの場合もありますし、下痢をしていてやわらかいうんちの場合もありますが、どちらの場合も上記の「垂れ流し」状態です。またトイレのことをうるさくいうと便秘状態になります。

私たちはなんとかトレイ排便をとばかり考えておりましたが、メールをいただき、オムツ排便でも、いまよりもだいぶ楽になるな、現状を考えるとトイレ排便はかなり難しいが、オムツ排便はトイレ排便へのステップになるかもしれないな、と気づくことができました。

ただ、おしりを拭くということがどこまでうまくいくかという点は、不安だと思いました。今までも、トイレのことをうるさくいうと、うんちをしても黙っていて、自分でトイレに行って、パンツを自分で洗ったり（たぶん学校でそう指導されているのだと思います）。

勝手にトイレットペーパーでおしりを拭いたり、ウォッシュレットでおしりを洗うということがありました。ただ、それはそれでなかなかこちらの負担にもなりました。

先生からメールをいただき、たいへん有用なご示唆をいただけたように感じます。このことについて、夫婦で考えてみたいと思います。

◇◇

★お返事2

現在の状態が少しはっきりしました。ほんとうは、ご本人を診察してからでないと、確かなことはいえませんが、文面で推察できる範囲で意見を書きます。

今の「垂れ流し」の状態は、専門用語でいうと「溢流性便失禁《いつりゅうせい》」の状態だと思われます。大便が溜り過ぎて、直腸が拡張し、次には直腸の感受性が鈍くなり（便意がわからなくなる）、そのために、さらに便が溜まるという悪循環に陥り、溜まっている緩い便や、塊便の先のコロコロした便が漏れ出るという状態です。便意がわかっても、どうしても出すというところまで排便刺激が働かないため、性格が頑固でなくても本人が我慢してしまうことがあります。また、排便しても、すっきりと出すことができない、出ていてもすっきり感が得られないために排便後の快感がないことも、ちゃんと排便をしない理由のひとつです。便の溜りが強いと、肛門の近くは、塊の便ですが、その上流は腸内細菌叢の変化（溜りすぎたために善玉菌が減って悪玉菌が増えた状態）で、下痢や、ねっとりした悪臭の強い便になり、漏れて出てきます。このため、下着が大なり小なり、しょっちゅう汚れるということになります。

今まで、あまり便秘をした、便を溜めすぎたという覚えがないかもしれませんが、比較的体力があるかただと、便秘していたことに気づかずに、便を漏らすということで便が溜まっていることが判明することは、珍しくはありません。「すぐに便秘になる」のではなくて、もともと便秘で、腸内細菌叢の悪化で便が緩くなると、しょっちゅう漏れるという状態を繰り返しているように思われます。

現状は直腸感覚の鈍い状態ですから、まわりが叱っても、漏れないようにすることは、本人にはできません。漏らしているのではなくて、漏れてしまっているからです。また、直腸拡張のため、腸管自体がうまく排便運動をできないので、トイレ排便を促しても、できないか、出ても先だけ、ということになります。

対策としては、溜まり具合、便の硬さにかかわらず、浣腸で便の溜りをなくするのが、まず第一です。最初は毎日浣腸、それもある程度の量を入れて、直腸に溜まった便を全部出し、直腸の拡張をとり、感受性の回復を図ります。毎日一回、まとめて排便させるということです。しばらく続けると、自分で排便することができるようになりますが、それまでの期間は、溜り具合ですから、なんともいえません。知的障害があると、自分での排便に至るには時間がかかります。でも、一日一回浣腸などの強制的手段でまとめて出せば、それ以外の時間は失禁しなくなりますので、生活は楽になります。緩い便も次第に腸管細菌叢が改善していきますので、普通の便になっていくことが多い。

あとは浣腸を抵抗なくできるかどうかです。浣腸ですっきり排便ができることがわかれば、本人は協力するのですが。やるなら集中的に本人が嫌がってもやる、最初の数日はたいへんですが、それを過ぎると、溜りがなくなりますので浣腸自体も楽になります。トイレ自体の抵抗はなさそうですから、浣腸後はトイレで出せると思います。

これを指導してもらうのは、やはり小児の便秘に詳しいクリニック、病院が望ましい。中途半端に治療すると、本人が苦しいところで止めてしまって、効果が上がらず、嫌な思いだけが残ることになりますので。

私の外来にも、知的障害のあるかた、自閉傾向のあるかたは、たくさんいらしています。知的障害のために便を漏らしていると、勝手に周囲が決めて放置されていたのが、上記のような指導で、すぐに失禁はよくなります。便が漏れるのは、知能程度とは関係ない。ただ、漏れた後の態度、治療に対する反応などは知能と関係してきます。

今の状態は、ご本人にとっても、不快な状態です。でもそれでずっと来ているので、自覚できないのです。下着に失禁したままでは、社会生活は困難です。知的障害があっても、楽しく外に行けるように、できることはしてあげたらどうでしょうか。

上記は、「溢流性便失禁」であるという前提での提案です。溜りがなくて本人の心理的な問題（頑固さも含め）であるなら、前回のアドバイスを参考にしてください。心理的な問題の要素が大きくても、浣腸で強制的に一日一回排便させるという方法は、失禁対策と排便習慣づけとして有効です。

◇◇

◎相談者返信2

私たちの今まで考えたことのなかったお話もあり、ちょっと夫婦で話し合い、お返事が遅くなりました。失礼いたしました。

私たちは、ただ単に、便意を感じる→トイレに行く→うんちをする、というサイクルをインプットすることができないために、うんちがトイレでできない、何度かトイレでできれば、いずれできるようになると考えていましたが、あるいは先生の書いてくださったように、直腸の感覚に問題があるのかもしれません。あるいはそうでなくても、オムツにしたり、浣腸をすることは有力な手段だと感じました。

ぜひ一度、排便外来で診察を受けたいと思います。もし可能であるならば先生のところで診察を受けることは可能でしょうか。本人は電車に乗ることが大好きなので、さいたままで行くことはまったく問題はありません。

ただ年齢が一八歳と申しましたが失礼しました。先月誕生日で一九歳になっています。可能な場合は、曜日・時間等をお教えいただけましたら幸いです。どうぞよろしくお願いいたします。

★お返事3

それでは、一度拝見しましょう。そのうえで、有効な提案ができる可能性はかなりあると思います。外来から予約してください。

★外来で拝見して

S君を拝見しました。今の排便状態は「垂れ流し」ではありません。直腸が拡張し、感覚が鈍くなっていますので、多量の便が溜まらないと便意としてわからない状態で、便秘ではありますが、多量に溜まると自分で便意を感じて、排便ができています。しかし、トイレ排便はどうしても何かの心的なハードルがあって、できないようです。スムースに排便できないということも、その一因ではありますが。そして、多量に溜まった場合は、時によっては、漏れが出てしまう状態です。おそらく、トイレットトレーニングの過程で、まだ自分の中でトイレ排便がイメージできない時に、トイレをうるさく言われて、トイレ排便自体は、できないことに決めてしまったのだと思います。すぐにトイレで、できるのは難しい。しかし、もっと楽に排便ができるようになると、その次の段階として、トイレ排便を試みる気になる可能性はあります。

まず、現在の直腸に溜まった状態を改善するのがよいのですが。本人がどのぐらいやる気になってくれるか。ともかく自宅にいるぶんには、好きにできますので、本人はあまり困らない。もっとも内心では、困っているとは思いますが。

旅行の時などが、本人はたいへんなようです。旅行という目標、モチベーションが大事です。ともかく、「直腸に溜める→溜まってしまう」ことを集中的に治療するのが、もっともよい。方法は浣腸、坐薬で、できれば一日一回、毎日強制的に排便させる。毎日がたいへんなら、一日おきでよい。きょうのお話では、浣腸はやったことがないが、解熱剤などの坐薬は使ったことがあるということですので、まず坐薬を処方しましたから、試みてください。坐薬などの補助でしっかりと溜まった便を出し、直腸がすっきりする感覚を本人がわかれば、治療に積極的になる可能性があります。一回の使用では、無理かも。二～三回は続けないとわからないかもしれません。また、最初は、うまくいかないこともある、坐薬がすぐ出てしまったり、あまり効果が出なかったり。続けることが必要です。坐薬を入れたから、という理由付けをして、おむつをはいてもらうほうがよい。パンツは汚さないもの、という意識をもたせたほうがよいので。

この試みは、本人が多少いやがっても、治療として決めたから、といって二週間ほどはやってみてください。本人が強固にいやがれば、もちろん無理ですが。旅行中はしなくてよい。

二日に一度ぐらいの強制排便を習慣づけると、しだいに、少ない量で溜まった感じがわかるようになり、次に自分で楽に出せるようになるのがふつうです（治療の初めのころは、自らの排便がなくなります。漏れももちろんなくなります）。

便の性状も、今日の診察で直腸に溜まっていた便はねっとりした緩い便で、溜まり過ぎて悪い菌が増えている便です。レントゲンでは上のほうにはコロコロ便も溜まっているようでした。ねっとり便も、コロコロ便も便秘の便です。溜めないようにしていると、そのうちには普通のバナナ便になっていきます。うまくいくかどうか、また経過をきかせてください。

◎相談者返信3

先日はていねいな診察、そして長文のメール、ありがとうございました。家内共々、深く感謝しております。

診察後、Sには、一日おきに、夕食後、坐薬を入れ、紙おむつにしています。すると、それほど、長い時間を待つことなく、排便があります。

本人も常に便のことを気にする必要がなく、またトイレに行きなさいとか、していたら教えなさいとか言われることがなく、精神的にも楽なようで、坐薬や紙おむつを嫌がるところはありません。以前よりずっと快適な状態のようです。

今後はこの状態に慣れ、次のステップを考えられれば、うれしいと思っています。

坐薬は一四回分いただいてあるようですが、残りが六回分となりました。また、病院に予約をして、坐薬をいただくようにしたほうがいいでしょうか?

また、坐薬を入れない日に、パンツにしてしまったことがありましたが、坐薬は毎日したほうが、いいでしょうか? ご指示をいただけましたらありがたいです。

★お返事4

現在は一日おきに、夕食後、坐薬を入れ、紙おむつにして、坐薬や紙おむつを嫌がることもあまりなく、ある程度うまくいっている、ということですね、よかったです。

坐薬を入れない日に、パンツにしてしまったことがある、そして坐薬を嫌がらないのなら、毎日のほうがよい。

以前よりも、便秘状態が改善してきたので、あまり溜められない直腸になってきているのだろうと思います。そのほうが身体のためにはよい。また、坐薬だとすっきり出せる量が浣腸よりも少な目なので、便量が多いときは、坐薬の時間まで待たずに出てしまうのかもしれません。

ともかく毎日にしてみて、それなりの反応便があるなら、毎日のほうがよい。毎日坐薬で、忙しいときなど一日抜かす、というのであまり問題ないはず。

しばらくは快適な状態を続けて、排便に対する嫌な思いがなくなってから、坐薬の後はトイレに座って出してみようか、と、提案という形で促してみるのがよいでしょう。坐薬が足りなくなれば、こちらの外来に来てもいいし、お近くで、かかりつけ医に頼んで処方してもらってもよい。

◇◇

◎相談者返信4

いろいろと有益なお話をありがとうございました。現在はまだ一日おきの坐薬を続けている状態です。できるようならば、毎日にしてみようと考えています。

本人は坐薬を嫌がる様子はまったくありません。坐薬は近所のお医者さんで処方してもらえることになりました。

突然のメールからいろいろと親切に相談にのっていただき、診察までしていただき、感謝に耐えません。今度はしばらく坐薬&おむつを続けてみて、可能ならば坐薬の後、トイレを考えてみようかと思っています。

また、何か変化がありましたらメールをさせていただきます。とりあえず、ここまでで本人そして家族のQOLは大幅に改善したと思います。どうもありがとうございました。

★このメールから二年四か月後に、二一歳になった息子さんが、親と共に来院されました。

・その後の経過：坐薬で毎日排便することにして、一年近く毎日坐薬を使ってオムツに排便し、大きな問題はありませんでした。

ところが、急に半年ほど前から、坐薬を使うことをいやがるようになり、毎日使うことができなくなりました。このため、再び便秘が悪化し、時々、また下着を汚すようになりました。もちろん、以前のような悪い状態ではありません。

そういう時期が二か月ほど続いた後、それまでも入浴中、排便したそうにして、わずか漏れるということがあったのですが、入浴後に便意がありそうなようすでした。親が、排便するなら、おふろじゃなくてトイレでしてね、と、言ったところ、急いでトイレに行って排便したのです。それ以降、坐薬を使うことなく、週に何度かトイレで排便して、下着を汚すこともなくなっているということです。自分でトイレ排便するようになって、四か月ほどして、親ごさんは、自分の排便に任せてよいものかどうか、心配で来院されました。診察と、レントゲン検査の結果、便の溜まりは軽度で、ほぼじょうずに排便しています。このままでよいでしょう、でも、便秘の再発には気をつけるようにと話しました。

二年近く坐薬でよい腸の状態を保ち、自分の排便に移行したものと思われます。移行の過程で、なかなかうまくいかない時期がありましたが、それでも後戻りせずに、自分で自分の感覚を感じ、それを行動に移すということが、できるようになったのです。最初の相談時の、「なんとか大便をトイレでできるようにしたい」というご両親の望みが、二年後にようやく実現しました。

Chapter 4
便秘の治療②

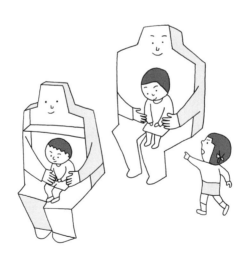

器質性便秘症

1. 直腸肛門奇形＝鎖肛

鎖肛と同義語：直腸肛門奇形 Ano-rectal malformation、直腸肛門の形成異常。

直腸肛門奇形は胎生期の発生の異常でおこる直腸から肛門の先天性奇形です。直腸から肛門がうまく作られていません。肛門が開いていない、あるいは小さな穴（瘻孔《ろうこう》と呼びます）しかない、肛門の位置がずれている、など、さまざまなかたちをとります。数千人に一人出生し、消化管の生まれつきの異常の中で、多い病気のひとつです。

(1) 症状

ふつうの肛門の穴がないので、出生時に見ただけでわかることが多いのです。わかりにくいタイプで見過ごされた場合、おなかが張って吐いたりします。ひどい場合は腸閉塞になり、腸が破れてしまうこともあります。体内に瘻孔のあるタイプでは、男児では尿路（尿道、膀胱）に直腸がつながっていますので、尿に胎便やガスが混じることがあり、尿路感染をおこすこともあり

●鎖肛の病型図

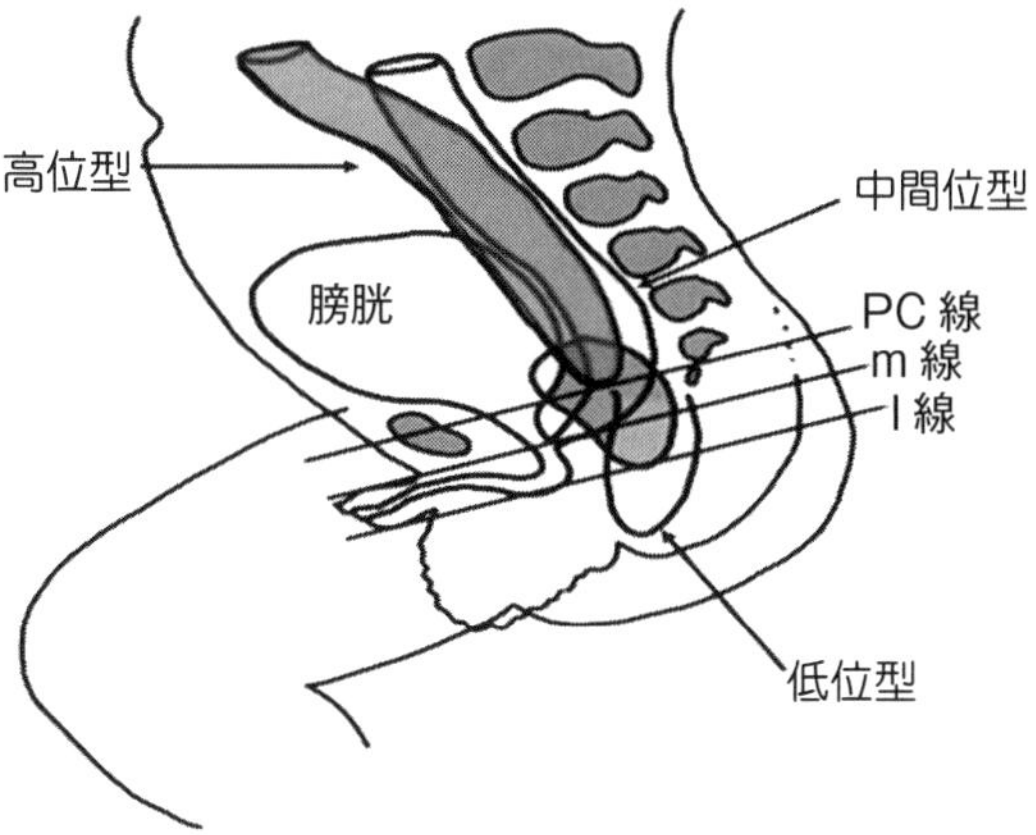

日本小児外科学会ホームページより

ます。女児では、膣のあたりから便が出ることが多い。男児も含め本来の肛門のすぐ前側に瘻孔がある場合は、母乳の緩い便の間はなんとか排便があるので、少し大きくなってから見つかることがあります。

(2) 病型：上図参照

鎖肛にはいろいろなタイプ（病型）があります。病型によって治療方針が大きくちがってきますので、鎖肛とわかれば、できるだけ早く病型診断をします。直腸がどのくらい本来の肛門の近くまでできているかによって、大きく三つに分類するのが一般的です。

直腸末端が肛門部皮膚のごく近くまで届いているものを低位型といい、皮膚より遠く離れているものはその程度の差によって、中間位型と高位型に分けられます。この遠さは、肛門の排便機能の上でたいへん重要な肛門括約筋と、直腸・肛門の位置関係でもあります。

低位型は括約筋の発育がよく、適切な治療で排便機能も良好になります。中間位・高位型になるにつれて、括約筋自体の発育が悪くなりますが、現在は、手術方法が発達していますので、適切な治療で、よい排便が得られるようになるかたが多いのです。

この括約筋群との位置関係のほかに、直腸・肛門が男児では尿路、女児では膣から膣前庭部などと瘻孔、つまり交通を持っているかどうか、どこと交通しているかで、さらに細かく分類されます。低位型はほとんどが、会陰《えいん》部《ぶ》皮膚ないし女児では膣の近くに瘻孔が開口しています。

鎖肛は、ほかの先天異常を伴っていることがよくみられます。全体の四五%ぐらいです。高位型では合併率は高いのですが、低位型ではそうでもありません。多いのは泌尿器系（腎臓の異常や膀胱尿管逆流症など）、心・大血管系、消化管系（他の腸管閉鎖など）、脊椎骨・四肢の異常などです。ダウン症などの奇形症候群の一症状としてもあらわれます。また、たいていの合併奇形は生後一年以内に診断されますが、なかには、泌尿器系合併症のひとつである神経因性膀胱のように、ある程度成長してから判明するものもあります。

また、女児では、内生殖器（卵巣、子宮）に異常を伴うこともあり、思春期になってそれがわかることもあります。

(3) 治療方法

現在は、ほとんどどのような病型でも、肛門を作る手術をします。

低位型では、多くの場合、新生児期に肛門形成手術を行います。女児で膣のあたりに瘻孔が開口しているときは、新生児期は瘻孔を拡張し、浣腸などで便を出しながら成長を待ち、乳児期に肛門形成手術を行います。これらは会陰式肛門形成術といって、会陰部からの手術操作で肛門を作り、傷はほとんど残りません。

中間位・高位型は、新生児期にいったんストーマ造設手術を行います。この手術は、一時的に腹壁に腸の一部を出す手術で、肛門の代わりをする目的で行います。ストーマから便が出て、哺乳ができるようになります。そして生後一か月から一歳ぐらいの間に、直腸や肛門部位に重要な筋群が発達してから、よい位置に肛門を作る手術をします。

仙骨部（背部）と会陰部から操作を行う仙骨会陰式、開腹操作を加える腹仙骨会陰式肛門形成術があります。また、仙骨式の中でも、後方矢状切開という方法があります。腹腔鏡補助で手術する方法もあります。この形成術の内容や時期は、病型によってそれぞれ適切な手術の術式や時期が選ばれます。治療する施設の方針によっても異なります。ストーマを持って手術した場合は、肛門形成術後に、適切に肛門ができていることを確認してからストーマを閉鎖し、肛門から便が出るようになります。

(4)手術後の経過と排便コントロール

手術後は、しばらくは排便のコントロールが必要です。

肛門形成手術を行って、一～二週間後から、拡張術（ブジー）という手技をします。手術のきずは、治る過程で、一時的に硬くなります。肛門も、手術後固くなり、そのままにしておくと、硬いままでかたまってしまうので、かたまらないように、一日一回の拡張を行います。この手技は、一か月~三か月間ほど行います。最初は病院で医師が行いますが、ある程度よくなると、親ごさんにしていただきます。

また、肛門形成をして、手術後しばらくは、肛門の周りがかぶれてしまうほど排便が一日に何回もあります。これは、次第に減っていきますが、しばらくは、皮膚の荒れを防ぐために軟膏を塗ります。あまり、何度も排便がある場合は、まとめて排便させるために、グリセリン浣腸を用います。しばらくすると、排便回数が一日に一~三回ぐらいになり、むしろ便秘傾向になることもあります。やがて、低位型では乳児期のうちにほぼ普通の子どもと同じぐらいの排便機能になりますが、中間位・高位型では時間がかかることがあります。学齢期に達しても排便機能が不十分で、高度な便秘や、便の漏れがみられることがあります。

よい排便機能とは、具体的には、排便の前に便意(便が出そうという感じ)があること、浣腸や下剤を内服しなくても毎日(~二、三日に一度)の排便があること、便失禁がないこと、便による下着汚染がないことを目安にします。

排便のコントロールとは、排便機能を保ち、生活に支障が少ないようにすることで、具体的には、食事や生活を整える、定期的強制排便(浣腸、灌注排便法、坐薬などの使用)、緩下剤の内服、止痢剤・整腸剤、腸管機能調整剤の内服などがあります。これらを肛門の状態、便の性状、生活のパターンに応じて、適宜組み合わせます。

まれに、大腸が短くて、さらに肛門の機能が不良である、などのため、排便コントロールが得られない（常に失禁している、いわゆる垂れ流し状態）ことがあり、この場合は永久ストーマにすることがあります。

(5)鎖肛手術後の排便で大事なこと

鎖肛手術後の排便で大事なのは、良い機能の直腸・肛門を作っていくことです。それには、肛門形成術が良い方法で行われ、手術が成功することは、もちろんなのですが、形成手術は、排便機能を良くするためのスタートラインと考えたほうがよいでしょう。

手術がゴールではなくて、ここから、排便の訓練をしていくのです。

それには一にも二にも、便を溜めないことです。このために、私は、全てのかたに一日一回のグリセリン浣腸を長い間続けてもらっています。うまくいくかたは、術後数か月で、自分のペースで排便できるようになりますが、そういうかたでも、定期的に診察して、便が溜まっていないかをチェックします。時々、注腸造影検査などを行って、客観的にも評価します。

この場合の浣腸は、直腸機能を良い状態に保つための処置です。排便がないから行うわけではありません。

鎖肛のかたは、肛門が先まで形成されていなかったのですから、それに伴って、肛門の付近の、排便に関する筋肉、神経の発達も不十分です。形成術をしても、不十分な発達の筋肉・神経が増えるわけではありません。使うことによって改善はしますが、普通の人と同じにはなりません。

しかし、排便機能の点で、筋肉・神経が完全でなければ正常な生活が送れないのか、というとそうではありません。我々はふだん、自分の身体機能を一〇〇％使って暮らしているでしょうか？

たとえば、「排便」という総合機能を一〇〇点と仮定して、ふだんは、八〇点ぐらい使えば、うまく排便できているとしましょう。九五点以上使うのは、ひどい下痢で漏れそうな時、あるいは便秘で出しにくい便を無理に出すときです。

鎖肛のかたは、低位型なら、肛門形成後、おそらく九〇点ぐらいになりそうです。普段の生活では問題ありませんね。しかし、下痢してしまったら、普通の人ならなんとか我慢してトイレまで行ける程度の下痢が、その場で漏れてしまいます。あるいはすごく便秘してしまったら、普通の人はがんばって排便しますが、それができずに、便秘がどんどん悪化してしまいます。

中間位〜高位型なら、形成術がうまくいけば八〇点ぐらい、時には六〇点ぐらいかもしれません。とてもうまくいっていると、普段の生活は問題なくなりますが、少しでも下痢をすると漏れてしまいます。六〇点のかたなら、浣腸のような強制排便が必要でしょうが、それによって普段の生活に支障が出なくなります。

よい排便機能を保つように、ふだんから便を溜めないように気をつけることで、この点数を維持することができますが、溜めすぎれば点数も下がって行くでしょう（この数値は、私が説明のために仮に設定したもので、特に医学的な根拠があるものではありません）。

鎖肛のかたで、さらに問題なのは、低位型では、肛門形成の時点で直腸が既に溜まりやすいかたちになってしまっているかたがいることです。幼児の機能性便秘症と同じ状態です。また、高位型・中間位型では、大腸、特に本来便を溜めておくS状結腸が短く、直腸まで直線的なために便を溜めることができず、しょっちゅう少量ずつ排便するかたがいます。そうなると、少量の便失禁、下着の汚染をおこします。

また、神経の関係で二分脊椎（181頁参照）と同じような状態になり、便が溜まり過ぎてしまうこともあります。そして、溜まり過ぎによる便失禁、下着の汚染をおこします。便秘になる場合も、便失禁、下着汚染を起こす場合も、強制排便が必要です。一日一回浣腸をすることで、直腸を空にして直腸機能をよい状態に保ち、成長を待つのです。また便が漏れるかたでは、直腸からS状結腸にかけて空っぽにして、漏れる便がない状態を作り出します。漏れないためには、浣腸では不十分で、洗腸療法を用いる場合もあります。

主治医によっては、手術後に、「便意」が出ることに優先順位を高くして、早めに強制排便を中止する方もいます。自分で出すという感覚が重要だということで、便意があれば、自分でがんばって排便させることを重要視するやりかたです。

私は、たくさんの鎖肛手術後のかたをみてきて、中間位・高位型では、強制排便を長く続けたほうが長い目でみると良くなる、と感じています。

低位型でも、そのほうが良さそうなら長く続けてかまわないし、実際にそのほうがよいかたも経験してきています。長く続けていくと、成長につれて、よい排便が得られるようになります。期間はさまざまです。一歳でよいこともあれば、入学のころになるかたもいるし、中学ぐらいでよくなるかたもいます。

排便は総合能力で、大脳の力が大きいのです。生活のパターンも重要です。つまり、いつでもトイレに行ける環境かどうか、良い食生活かどうか、などです。高位型で、大人になっても強制排便が必要かもしれない、と思っていたかたでも、高校生ぐらいから、自分で排便できるようになります。

また、低位型で自分で排便があるので、手術後一年ぐらいで浣腸を止めて、ずっと、本人も、両親も、担当医もうまくいっていると思っていたのですが、大人になってから、たまたま便秘になって浣腸をしてみたら、生活がとても楽になり、定期的に浣腸を使っているというかたもいます。

強制排便を毎日していると、便が溜らないので「便意」がいつまでも出ないのではないか、と思われるかもしれません。しかし、実際には毎日強制排便を行っても、成長すれば、便意は出ます。

また小児期をずっとストーマで過ごし、年長児になってから、肛門形成術を行ったかたをみると、排便が可能になるとすぐに「便意」が出ています。

浣腸のような強制排便は、幼い時からずっとやり続けるのがよい、と思うもう一つの理由は、調子が悪いので再開するというやりかただと、その本人がとても嫌がるからです。調子が悪くなってから、便秘がひどい状態での浣腸は、とても苦しく、腹痛をおこしますし、また習慣化していないと、面倒でいやなものです。ずっと毎日行って、お風呂に入るのと同じように当たり前にして、時々できないこともある、きょうは止めておく、というほうがよいでしょう。

◇◇◇

●事例1：鎖肛術後の経過

A君は、乳児期に鎖肛で、直腸が尿道につながっているかたちでした。肛門形成術はうまくいきました。

その後排便はあるのですが、不定期に出るし、よく漏れてしまうので困ってはいましたが、親は助かっただけでもよいので、そのぐらいはしかたがないと思って、ずっとオムツパンツで過ごしていました。小学校に入学する前にふつうのパンツで過ごすように切り替えたのですが、やはり便の漏れがわずかですがほぼ毎日あるので、臭いといわれるのではないかと親は心配でした。しかし本人は下着が便で汚れても平気なようで、汚れても気にせず、下着を着替えません。

病院で相談したら、毎日浣腸をするように指導を受け、しばらく続けていたら、たまにしか漏れなくなりました。しかし、朝の浣腸の後、すっきりと便が出るのに一時間ぐらいかかるので、よく学校に遅刻しました。下校ごろにはまた便が出そうになるので、友人と遊ぶことができないこともありました。少し体調を崩すと下痢気味になり、授業中に便が漏れたこともあって、それからは心配だと学校を休むようになってしまいました。五年生ごろから練習して自分で浣腸をするようにし、ひどい下痢の時以外は漏れることもなくなりました。

中学生になると、自分でうまく排便できるようになり、浣腸を毎日しなくてもよくなりました。食事にも注意するようになり、下痢もほとんどしなくなりました。部活の合宿などもあったのでしばらく浣腸しなかったら、また便が漏れるようになりました。医師の指導で毎日の浣腸を再開したのですが、浣腸の後、しばらく便が出そうですっきりしないのがいやで、医師から勧められた潅注排便法（洗腸）を、夏休みに練習してみました。緩下剤で排便することも提案されましたが、いつ便が出たくなるかわからないし、下痢になると困るので、洗腸のほうを選択しました。

洗腸に慣れるのに一週間ぐらいかかりました。洗腸だと処置に三〇分以上かかるのですが、すっきり排便できるので、通学のあるときは洗腸して、週末自宅にいるときは、何もせずに自分で排便しています。

2. ヒルシュスプルング病

ヒルシュスプルング病は、消化管の運動を脳に伝達する腸管の神経節細胞が、生まれつき無いために、腸閉塞やひどい便秘症をおこす病気です（21頁参照）。

この病気では腸管壁の神経節細胞が、肛門から口側に向かって、様々なところまで連続して欠如していることが特徴です。消化管の神経節細胞は胎生五週から一二週頃にかけて、食道の口側の端に発生し肛門に向かって順々に分布してゆきますが、この過程に何らかの異常がおこり途中で分布が止まったために起こります。

この病気の約八〇％は、神経節細胞のない腸（無神経節腸管）の長さが肛門からS状結腸くらいまでなのですが、なかには大腸の全部、あるいは大腸だけでなくさらに小腸までおよぶ長いタイプもあります。

異常部が短い場合でも、肛門からそのすぐ上の直腸は必ず病変です。物理的に閉鎖しているわけではなくて、管を入れれば通るのですが、その部位の腸管が収縮して狭くなり動かない状態です。正常の腸管は、蠕動運動、つまり収縮と拡張を繰り返して、腸の内容物を肛門の方向へと送り出しているのですが、それがうまくいかないのです。直腸肛門のレベルでは、直腸に便塊が降りてきた時にそれを感じて排便をおこす反射がうまく働きません。このために便が溜まってしまいます。

病変のある部位は、みために狭くなります。そして正常のところは、閉塞部の口側ですから、拡張してしまいます。このために、以前は「巨大結腸症」といわれていました。実は巨大な部位は二次的な変化であって、その先の狭いところが病変なのです。

(1) 症状

ほとんどのかたは、新生児や乳児期に発症します。生まれつき便が出にくい「便秘気味」の子どもは少なくはないのですが、この病気では、ガスもうまく出ないので、出生後一～二日で、おなかの張りが非常に強く、嘔吐を伴います（腸閉塞）。胎便は正常では遅くとも出生後四八時間以内に出るとされていますが、この病気では、四八時間たっても、自然には出ません。便が溜まりすぎることで、抵抗力のない新生児では、重い腸炎をおこすことがあり、腸炎から敗血症になってしまうこともあります。また、腸閉塞や、腸炎で腸に穴があいて（穿孔《せんこう》）、腹膜炎をおこし、危険な状態になることもあります。

新生児期に重症化しないで、母乳による出やすい便で、なんとか排便していても、次第に便秘になっていきます。乳児期に、時には幼児期に、重症便秘としてみつかることがあります。稀には思春期や、成人期に発見されることもあります。このようなかたはたいてい、短いタイプです。

(2) 診断

診断は小児の一般的な診察や検査のほかに専門的な検査を行います。

①注腸造影検査：肛門から大腸を造影して細くて動きの悪い腸とその範囲を調べます。ヒルシュスプルング病かどうかの見当をつけて範囲を見る検査で、この検査だけで診断するということはありません。

②直腸肛門内圧測定検査：肛門の締め具合を調べ、正常であれば肛門の括約筋にみられる弛緩反射（排便反射）がないことをみます。排便反射があれば正常ですが、反射がない場合は、病気であるか、

検査がうまくいかなかったか、です。検査がうまくできるように、乳児やおとなしくできない幼児では、鎮静剤を用いて、軽く眠らせます。このため、ふつうは、検査入院をします。

③直腸生検検査：直腸の粘膜を二〜三㎜切りとり、特殊染色をして、神経の異常を顕微鏡でみます。切り取るのはごくわずかで、問題ないのですが、時に出血するので、入院で行うのがふつうです。

①である程度見当をつけて、一〜二日入院で、②、③の検査をします。②で正常と判断されなければ③の検査が必要です。②と③の組み合わせでヒルシュスプルング病が、ほぼ診断できます。どうしても、診断が難しいときは、直腸の壁までを一部切り取って、顕微鏡で神経節細胞をみる全層生検検査をするのですが、これはほぼ手術といってよい検査です。

(3) 治療

手術が必要です。神経節細胞のない腸は切除し、神経節細胞のある口側の正常の腸を引き降ろして肛門とつなげることが基本です。おなかを開けて手術する方法でしたが、最近では腹腔鏡を使って行う方法や、すべての手術を肛門から行う経肛門手術などがよく行われています。

新生児期に腸閉塞が強くて、肛門から管を入れてガスや便を出すことで腸閉塞を解除できない場合、あるいは腸炎が重症、穿孔している、という場合は診断のための検査をする余裕もなく、緊急手術をして、一時的に正常な部位の腸管をストーマにします。このストーマは、前述の正常腸管と肛門をつなぐ手術の時になくなります。

（4）手術後の経過と排便コントロール

手術後は、一時的に排便回数が多くなりますが、次第におちついて、一日一～三回の排便になります。しかし、便秘や、下痢しやすい状態が残ることもあります。

手術後に、まとめて排便するための訓練として、また、便の溜まりをなくする（防止する）ために、毎日浣腸をすることがあります。期間はさまざまですが、便秘傾向のあるかた、漏れやすいかたは、長期間使ったほうがよいでしょう。特に病変の範囲が長いかたは、便が漏れやすいので、長期に必要です。排便コントロールの方法は鎖肛とほぼ同じです（162頁「鎖肛の治療」参照）。

時々、注腸造影検査、肛門内圧検査などでも行い、肛門の評価をします。うまくいっているようにみえても、成人になるまでは、年に一回程度は診察を受けて、経過をみてもらうのがよいでしょう。

◇◇◇◇◇◇◇◇◇◇◇◇◇◇◇◇◇◇◇◇◇

●相談10：六歳一か月・男児、ヒルシュスプルング病、母親より

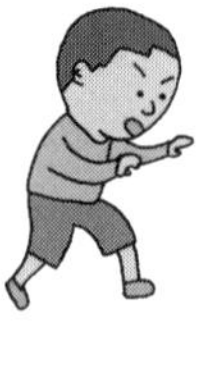

◎ヒルシュスプルング病の二度にわたる手術。排便をコントロールできるようにしたい

漏便があります。便が頻回に出る（一日平均六回）。トイレで排便する時もあるが、毎日二～三回は便を漏らす。（漏便ではない）もらしたことに対しての罪悪感が全くない。本人に聞くと「気づかなかった」と言う。多少の発達障害あり。（バランス感覚が低い・手先が不器用）それもお漏らしする原因になっているのか？

来年の四月に小学校へ入学するため、それまでに排便をコントロールできるようにしたいのです。原因は、ヒルシュスプルング病です。生後二日目で人工肛門の手術。生後一か月弱で根治手術。主治医の診断では、肛門の締まり具合に問題はない。便が少量ずつしか出ないため、常に便秘の状態。浣腸をすすめられているが、本人が極度に嫌がり、（吐いてしまう）現在は下剤を利用している。下剤の効果が弱いのか、便が柔らかくなるだけで便の回数に改善はみられません。

また、腸の状態を改善させるために、漢方も服用中。（半年くらい服用を継続しているが、特に改善はみられない）。鍼治療も試してみましたが、効果はなし。冒頭でも書きましたが、排便をコントロールするための何か良い治療はないでしょうか？　よろしくお願いします。

◇◇

★お返事

六歳のお子さまは、もともとヒルシュスプルング病で、手術自体はうまくいっている、といわれているが、排便コントロールがうまくいかないのですね。ヒルシュスプルング病術後では、時々こういうことがおこります。

この手術は一〇〇%なおす、という手術ではなくて、一〇〇%病気の部分を切除すると、少し漏れやすくなり、漏れやすくならないように、病気の部分を一～二㎝残すと、便秘になってすっきり出せなくなってしまう、という手術です。でも、残存するのはわずかな異常なので、手術後すぐに、ほぼ普通の子になるかたもいるし、排便の問題が残っても、成長とともに問題なくなっていきます。しかし、そういかないかたもいます。そのために、手術後すぐから、浣腸を続け、浣腸の習慣をつけておいたほうがよいのです。

うまくいかなくなって、便が漏れて困りだしてから始めると、浣腸をとても嫌がります。浣腸をするのがあたりまえ、ぐらいにしておいて、成長とともに止めていったほうがよいのですが。

ある程度便秘（便が多量溜まっている）になってしまってから、浣腸を始めると、刺激が強すぎて、嘔気・嘔吐、腹痛、不快感が出てしまいます。発達障害があると、感覚過敏があることが多く、特に症状が強く出ます。また、発達障害のかたは頑固なところがあるので、一度気持ち悪くなると、そのことを忘れるのが難しい。発達障害自体が便秘～漏れの原因になっているわけではありませんが、治療がうまくできない因子にはなります。

現在の便の漏れは、溜まりすぎて、すっきり出せずに少量ずつしか出せないためですから、ともかく何らかの方法で出さなければ、よくなりません。食事の工夫、緩下剤～下剤は便を緩くはしますが、肛門の感覚が一〇〇％でないこと、直腸が便秘のために鈍くなっていることから、緩くても、すっきり出すことはできません。水様性下痢になれば出せますが、もっと漏れることになってしまいます。鍼治療も、軽度の便秘なら効きますが、こうなってしまってからでは、難しいでしょう。

嫌がっても浣腸をするしかないのです。グリセリン浣腸で刺激が強すぎる方は、洗腸療法（水道水か生理食塩水を注入して洗う方法）にすることもあります。便秘になってから始めるので、便が多量溜まっているときは、とても苦しいのですが、それを我慢して、数日続けて、一日分ぐらいしか溜まらなくなると、かなり楽になっていきます。すごく溜まってしまっているかたでは、その数日が我慢できないので、私どもの病院なら、入院して、集中的に便を出したり（場合によっては全身麻酔で眠らせて出すことも）します。毎日出せば、漏れはなくなっていきます。

今、漏れているのは、直腸が鈍くなっているためで、本人は漏れたことがわからないのが普通ですから、罪悪感は持てません。それを叱っても、無駄ですし、本人の心が傷つくだけです。漏れてしまったら、わかるはずですが、それもしょっちゅう漏れていると、肛門近くの皮膚感覚も鈍くなりますので、平気になっていきます。

漏れて、怒られて、を繰り返すと、本人は、漏れについて自分の中で否定してしまう（ないことにしてしまう）心理状態になり、これが大人になるまで、あるいは大人になっても続くことがよくあります。八～九歳ごろになると、そのような心理状態が固定してしまい、治療できなくなります（治療できるのですが、すぐに止めてしまう）。

浣腸なり、洗腸なりを、なんとか開始しなければなりません。年齢が上がれば上がるほど、始めるのがたいへんになります。大人になっても続くような場合は、便が溜まりすぎて、腸炎になり、そこに潰瘍をおこして貧血になりますので、貧血症状で来院されたりします。つい先日も二〇代のかたで、そういうかたが入院しました。

ほぼ排便ができていて、わずかに下着が汚れる程度なら、下着にパッドを当てて、パッドが汚れたらすぐ替えるという方法がとれますが、文面では、パッドでは間に合わないようですね。入学までがチャンスですので、手術をしてもらった小児外科の担当医に相談して、おそらく一度造影検査をして、どのぐらい溜まっているかを評価してからですが、浣腸か洗腸を集中的に行う方法をとったほうがよいように思います。内服薬でなんとかしようとしても、よほどよい偶然が重ならないと、うまくいかないでしょう。浣腸で嘔吐しないように、食事とのタイミングを工夫したり、入れ方を工夫したりは、もちろん必要です。

◇◇◇

◎相談者返信

とても参考になりました。浣腸は赤ちゃんの頃から続けるべきだったんですね。就学が近づき、昨年頃から浣腸をスタートしたのですが、嫌がる姿が見たくないという親の怠慢もあり、継続できていませんでした。これから先のことを考えたら、すぐにでも始めた方が良いですね。

既に処方されている浣腸があるので、今晩、本人とよく話し合ってスタートできたらと思います。漏れについてですが、私の理解が浅く、また就学前になんとかしたいという思いが先走り子供にひどい言葉をたくさん言ってしまいました。今、とても反省しています。

本当にありがとうございました。

3. 二分脊椎

二分脊椎《にぶんせきつい》とは、背骨の形が生まれつき形成不十分で、本来脊椎の中の脊柱管という管の中にあるべき脊髄神経が、脊椎の外に出ているために、そこで損傷や癒着をおこし、その結果さまざまな神経障害がおこる病気です。原因はまだはっきりとわかっていません。

二分脊椎には、二つのタイプがあります。一つは脊椎の異常が表面から見えるもので、生まれたときに腰部、仙骨部の皮膚が欠損し、腫瘤状になっているもので、脊髄髄膜瘤、あるいは脊椎破裂と呼びます。もう一つは脊椎の異常が表面から見えないタイプで潜在性二分脊椎といいます。腰椎のレベルで脂肪腫がある場合は、潜在性二分脊椎の疑いがあります。

最近は胎児診断が発達したため、生まれる前に胎児超音波検査により、二分脊椎がみつかることがあります。その場合には、さらに胎児ＭＲＩ検査などを行って、生まれたあとの治療の計画を立てます。脊髄髄膜瘤では、感染などの危険がありますので生まれてすぐに（四八時間以内に）、手術が必要です。

二分脊椎では、水頭症、痙攣、排尿障害（神経因性膀胱）、排便障害、下肢の運動障害などの症状が重複して出ることがあります。このため、小児外科、小児脳神経外科、小児泌尿器科、小児整形外科・リハビリなど複数の診療科が協力して治療にあたります。症状は軽いものから重症まで様々です。
排便障害は、直腸肛門機能を司る脊髄神経レベルでの異常で、肛門括約筋の締りが悪いため、便が漏れてしまいます。直腸は便が溜まり過ぎてしまうので、これによる便秘、下痢をおこします。乳児期は便が緩いために便が漏れっぱなしになり、肛門周囲の皮膚がびらんとなり、なかなかなりません。

皮膚を保護する処置のほかに、浣腸で、まとめて排便させるようにします。便が固まってくると、今度は便秘になっていきます。便が溜まり過ぎるので、便性が悪くなると下痢になりますから、便秘と下痢を交代することもあります。下痢でも、溜まりすぎても、便が漏れます。やはり、浣腸などで定期的に排便し、直腸を広げすぎないことが重要です。浣腸では、たまっている便を出し切れない場合は、洗腸に切り替えます（洗腸療法の項・104頁を参照）。

溜まりすぎて症状が強くなってからこのような強制排便法を開始すると、コントロールするまでになかなかたいへんですから、小さい時から開始するのがよいでしょう。また、便が溜まりすぎていると、膀胱機能も悪化し、神経因性膀胱のコントロールも悪くなります。膀胱に障害が出ているときは、かならず便秘を改善することが必要です。二分脊椎での直腸・膀胱傷害は脊髄神経の異常によるものですから、なおるということはありません。直腸の状態がよくなれば、コントロールは楽にはなりますが、ずっとなんらかの補助が必要です。

潜在性二分脊椎には、脊髄稽留《せきずいけいりゅう》症候群という、脊髄が周囲組織と癒着するために引っ張られて神経障害を起こすもの、脊椎・脊髄の形成不全部に脂肪腫が付着し、それが周囲の皮膚や筋肉につながっているため、成長とともに脂肪腫によって固定された脊髄が引っ張られ、脂肪腫による圧迫も重なって神経障害をおこすものがあります。

脊髄脂肪腫があると、仙骨部に軽い隆起（皮下の脂肪腫）、母斑、皮膚の陥凹、その場所に毛が生えているなどがみられることが多いので、これで症状が出ないうちに発見されます。症状が出る前に脊髄の癒着をとり、脂肪腫を除去する手術をしたほうがよい、という意見と、軽い症状が出たらすぐに手術するのがよいという意見があります。潜在性の場合は、成人になっても症状が出ないかたもいますので、手術については、検査、症状などを合わせて総合的に判断する必要があります。

神経障害のひとつが、便秘として現れる肛門直腸の異常です。程度は脊髄髄膜瘤ほど強いことはあまりありませんが、同じように強制排便法で治療します。

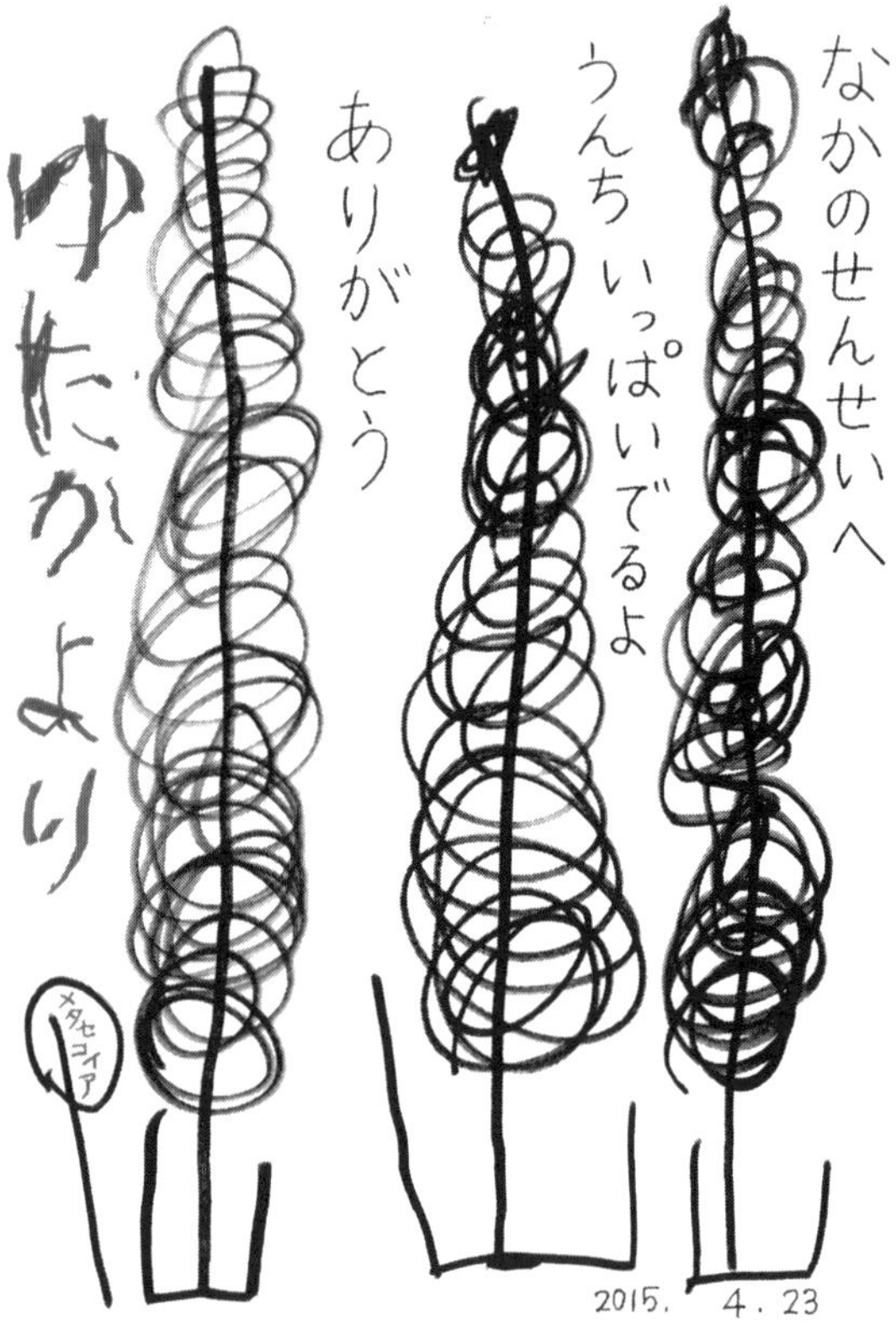
なかのせんせいへ
うんちいっぱいでるよ
ありがとう
ゆたかより
メタセコイア
2015. 4. 23

メタセコイアよりも巨大：
診療が終了し、先生にプレゼント。
256頁掲載のゆたか君の絵

Chapter 5
年齢による便秘の症状と治療

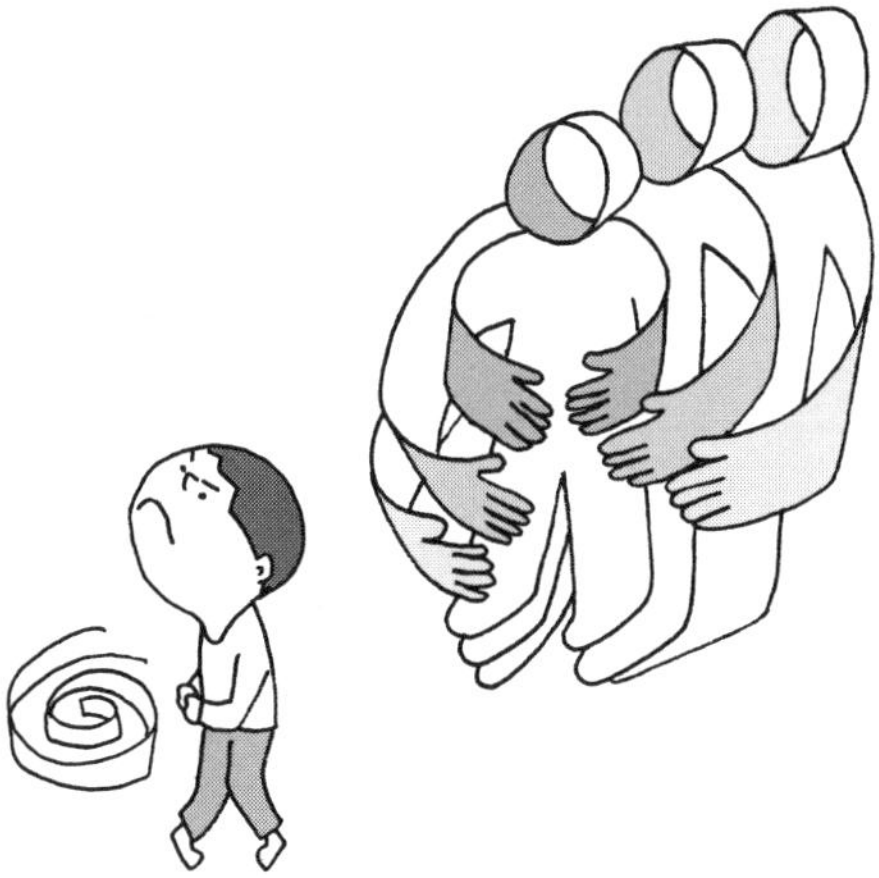

1．乳児の便秘について（一歳以下）

乳児の便秘は、結構多いものです。

一般に母乳栄養児は便秘しないといわれているようですが、必ずしもそうではありません。また、今の粉ミルク（一般調製粉乳）は、とてもよいものになっていますので、粉ミルクだから便秘するということもありません。もちろん合わないということもあります。

一歳以降に頑固な便秘になって来院されるかたの話を聞くと、産まれてからすぐ、ずっと便秘であったかた、生後一か月から便秘になってずっと続いているというかたがいます。離乳食を開始して便秘になった方が多いのですが、離乳食を始めなくても、生後六か月ごろから便秘になっているかたもいます。

こういう母乳で育っている赤ちゃんの便秘をどうするかは、医師の間でも意見が分かれます。

赤ちゃんをたくさん診ている小児科の先生たちは、母乳児では、時に数日、時に一週間以上排便がなくても、元気で、なんの症状もみせないことがあるのを知っています。二週間ぐらい出なくてもなんともない子がいますよ、という先生もいます。ですから、便秘でも元気であれば、放置しておいてよい、という先生が多いと思います。そういう何の症状もない赤ちゃんが、その後どうなるのか。

一時的には、排便間隔が長くても、まもなくまた毎日出るようになればよいでしょう。しかし、便秘、つまり**大腸に便が溜まるパターンが固定してしまう**と、その後も便秘が持続し、中には徐々に悪化し、慢性便秘症となる子どもが出てくるでしょう。

では、どうすればよいのでしょうか。

まず、排便が毎日なくて苦しんでいる赤ちゃんについてですが、排便がないことで、おなかが張って、哺乳が低下する場合、もっとひどくなり、吐いてしまう場合は、すぐに医療機関の受診が必要です。病気が隠れていることもありますし、成長の過程での一時的なものであっても、医師の指導が必要な状態です。

赤ちゃんの便秘の原因には、哺乳量の不足していることもあります。特に母乳や粉ミルクとの併用（**混合栄養**）の場合には、飲んでいる量がわかりにくいので、不足しているのかどうかの判断が難しくなります。おっぱいの張りが乏しい、赤ちゃんがなかなか乳首を離さない、授乳後すぐにまたおっぱいを欲しがって泣く、などが母乳不足を疑わせる症状です。

哺乳量を知るためには、授乳前後に赤ちゃんの体重を正確にはかってみるのが一つの方法です。また体重が順調に増加しない時も哺乳量の不足を疑います。哺乳量が少ないときは、一時的には粉ミルクを追加してみます。保健師、小児科医に相談してください。

排便がなくて数日すると、ミルクはよく飲むが、おなかが張り気味になり、時々排便したいように顔をまっかにしていきんでいる赤ちゃんがいます。

排便がへたなためだから、そのまま、いきませておくべきだ、という意見もあるのですが、赤ちゃんが苦しそうなら、綿棒で肛門を刺激してやるとよいでしょう。刺激すると便が飛び出し、ガスも出て、赤ちゃんが楽になり、機嫌がよくなります。しばらく刺激を続けていると、また自分で出せるようになることが多いのです。特に赤ちゃんを苦しませておくことはありません。肛門刺激をしていても、慢性便秘症に移行するかたもいますが、刺激を続けていると、自分でうまく排便できなくなってしまう、ということはありません。

綿棒刺激でうまくいかない、ということもあります。必ず効くわけではありません。効かずに赤ちゃんが苦しそうなら、小児科医に相談してください。私はそういう場合は、グリセリン浣腸を使うように指導しています。苦しんでいるよりは、浣腸を気軽に使って排便させた方がいいと思っています。また肛門を小指、または人差し指で診察すると、こういうかたの中に時々、肛門括約筋（肛門の周りを取り巻いている筋肉）が、やや硬くて狭いことがあります。ほんとうの肛門狭窄症ではなく、指を肛門に入れて、マッサージのように入れたり出したりすると筋肉が少し緩んできます。これはたいていは一時的なもので、しばらくすると自然に良くなることが多いので、浣腸を使って便を溜めないようにして待ちます。

全く症状がなくて、元気な場合は、三〜四日の便秘は様子をみてよいでしょう。心配なら、前述の綿棒刺激を行ってみてもかまいません。一週間以上でも無症状なら放置してよいかどうかは、まだわかっていません。こどもの便秘に詳しい医師たちの中でも意見が別れています。私自身は、そういうことが一〜二回ならいいが、ずっと続くのは良くないと思っています。

小児科医のアドバイスでもなかなか便秘がよくならず、不安になるかたが、「排便外来」を受診されます。受診されたかたを診察して、積極的に便を出すような治療をすることがあります。私自身、治療をするかどうかの基準は、便秘で赤ちゃんが苦しんでいるかどうか、つまり便を出せずに機嫌が悪くなり、出してやるとよくなる場合、それと、診察の場で直腸に溜まっている便の性状が悪い場合です。便が溜まると、腸内細菌叢が悪化して、赤ちゃんにしては臭い便、ねっとりした便になり、灰色がかかったくすんだ緑色になります。母乳の時の便は、明るい黄色で、顆粒状と黄色液との混じったものですから、明らかに異なります。**赤ちゃんの時に良い腸内細菌叢を作っておく**ことは重要だといわれていますので、停滞便であれば、積極的に排便を促すようにしています。一時的に続けているとまた、ふつうに自分で排便ができるようになるかたが多いのです。

このような便秘の赤ちゃんが、その後どうなるのか。

離乳食を始めて、便量が増えることで、便秘がなくなるかたがいます。反対に、離乳食で便に形ができると、便秘になるかたもいます。便秘が改善されることを期待して、離乳食の開始を早めたり、無理に離乳食に繊維の多いものを加える必要はありません。離乳食はあくまで、その赤ちゃんのペースに合わせて進めてください。

●乳児の便秘症の治療方法

①肛門刺激：綿棒に食用油、ワセリンなど滑りをよくするものをぬって、肛門から一～二cm挿入し

ます。抵抗がないなら、綿棒の中ほどまで入れてよいのですが、綿棒をしっかりと持って行ってください。挿入するだけで、便が飛び出ることもありますが、出ない場合は、先あたりがないことを確認しながら、綿棒を円を描くように回してみます。肛門を痛めないようにやさしくやれば、毎日してもよいし、苦しんでいるなら、一日二〜三回してもかまいません。

②おなかのマッサージ：ベビーマッサージで、排便が得られることがあります。特にトレーニングを受けなくても、やさしくおなかを撫でてあげればよいのです。

マッサージをする人自身が、ゆったりとした気持ちで、赤ちゃんのおなか全体をやさしく右回りに「の」の字を書くように、撫でます。手のひらを、やさしくおなかにあててあげるだけでもよいのです。慣れれば、多少力を入れてもよいでしょう。マッサージと同様に、ツボ刺激などもよいと思いますが、経験の豊富なかたのアドバイスを受けてください。また、首が座っている赤ちゃんなら、赤ちゃん用の椅子（バンボ）、オマルに座らせることが効果的なこともあります。

③果汁：プルーン、リンゴ、かんきつ類などの果汁を三倍くらいにうすめて一〇〜二〇㎖ぐらい飲ませます。

④ヨーグルト：離乳開始後の赤ちゃんなら、毎日少しずつヨーグルトを食べさせてみてもよいでしょう。この時、オリゴ糖を加えるとよいとされています。

⑤糖類下剤：①・②の方法を試みても便秘が続く場合には、マルツエキスやラクツロースなどを試してみます。

⑥その他の下剤：すべて無効の場合には、マグネシウム剤、ラキソベロンなどの軽い下剤を少量で試しますが、これは医師の指示にしたがってください。またグリセリン浣腸も使います。

浣腸は市販のものでよいのです。赤ちゃんには五㎖程度でよく効くことが多いので、気軽に使ってかまいません。

2．幼児期の便秘について

●―一歳すぎて

一歳を過ぎると、大人に近い食事になり、多くの子どもは母乳、あるいはミルクよりも食事の割合が増えます。食事の量が増えると、便の量が増えますので、便秘がよくなる子どももがいます。

その一方で、便が食事で硬くなることで、便秘が悪化していく子どももがいます。また、なかなか母乳の量が減らない子がいます。お母さんのおっぱいが大好きで、ご飯に興味を示さない、あるいは、哺乳瓶と乳首が好きで、それでないと飲まないという子です。

今は、一歳を過ぎても無理に母乳は止めなくてよい、二歳まではかまわないし、三歳でもかまわないという母乳推進の育児指導が再び増えています。実際には、ご飯も食べるが、夜眠りにつくときなどの、精神安定剤として母乳を飲む、という子が多いようです。

母乳が続き食事の量が少ないことで、便秘になっているという子どもでは、母乳を止めてしまう、という選択もあります。

原則的には無理にやめなくてもよいと思います。その子どものペースを尊重してよいでしょう。つまり、便秘をなおすことを優先するよりも、その子どもの成長発達のペースに合わせて便秘をコントロールしていく、というほうがよいと思うのです。

たとえ食事を無理に増やそうとしても、たいていは、けっきょく食事量が少なめだったり、偏食だったりで、すぐに便秘がなおることはあまりありません。もちろん、母乳を止めて食事量が増え、便秘がよくなる子どももいます。

普通の食事に移行し、一歳半ごろになると、偏食が強くなることがあります。

便秘で来院される方の食事をきくと、特定の食品しか食べない、特に白いご飯ばかり食べている、あるいは、ごはんと、うどんと、白いパンだけなど、炭水化物ばかり、というかたが少なくありません。日本のお米はとてもおいしい、おいし過ぎるようです。副菜は、納豆、ハンバーグだけ、など決まったものしかたべない。野菜もほとんど食べず、特定の野菜しか食べない。また、お菓子が大好きで、スナック菓子をたくさん食べる、というようになり、母親がいろいろと工夫しても、「食べてくれない」、ことになります。これでは便の量が増えませんので、便秘が改善しない、悪化する、治療の反応が悪いことに結びつきます。

こういう場合、食事改善の努力は続けるのですが、偏食がなくなれば、便秘がよくなるからといって、偏食がよくなるまで便秘の治療は行わない、というわけにはいきません。軽度の便秘であれば、食事の注意だけで待ってよいのです。しかし、ある程度症状が出ているなら、食事と並行して便秘の治療をするべきです。食事量が少なくても多くても、幼児に多い直腸に便を溜めてしまうタイプの便秘では、直腸の感受性が鈍くならないように、鈍くなっていればそれを改善するように、便秘の治療、便を溜めないという治療をしたほうがよいのです。実際に、偏食がなくなんでも食べるという子どもでも、ひどい便秘になるかたはいますし、兄弟姉妹で同じ食事を同じように食べているのに、便秘になる子と、ならない子がいたりするのです。

便秘のことで、親・友人に相談すると、それはおかあさんの食事が悪いから、というかたがいますし、小児科医の中にも食事の指導に重点をおくかたがいます。食事の指導はとても重要ですが、そうなると、母親は自分が悪いのだと責任を感じ、やっきになってあれこれ食べさせようとするのです。そして母親が必死になると、子どものほうはますます食べない、ということになってしまいがちです。

また、便秘に良いという食品、市販のヨーグルト、オリゴ糖、プルーン、何々茶といわれるものを次々試し、試すこと自体は悪いわけではないのですが、数種類をそれぞれ数週間ずつ試せば、何か月もたってしまい、結局受診が遅れて、便秘が悪化してしまうことになります。症状をみて、ある程度たいへんなら、早く受診していただきたいのです。

●——二歳から

二歳になると、いわゆる「**反抗期**」にはいります。反抗というより、自分というものを主張するようになる、親とは違う独立した人格ができていく過程で、すなおに親の言うことをきかなくなります。親にとっては、自分の思いのどおりにならないのですから、イラッとすることが増えます。子育ては、親と子どもの相互関係です。**最初から子育てのじょうずな親はいません。**何人も子育てしていれば、子育てについてのノウハウは蓄積していきますが、子どもはひとりひとり違うのですから、その子どもについては、初めての経験なのです。排便の改善も、食事の改善も難しく、悩むのは当然でしょう。

わたしどもの「排便外来」では、やや重症の便秘のかたが多いのですが、初診の年齢は、この一歳から三歳ぐらいが一番多いのです。ただでさえ子育てに悩みだしている時期の上に、排便の問題が重なって、困り果てているおかあさんが多い、という印象です。

この年齢で、子どもに多い、直腸のところで便が溜まってしまう、慢性便秘のパターンができます。肛門のすぐそばまで便が来ているが出せない、出さない、という、大人には理解しにくい病態です（便秘の悪循環のところを読み返してください）。

悪循環の復習になりますが、直腸のレベルで、排便が難しい状態ができあがっていて、さらに、**幼児特有の恐怖感**によって、心理的にも排便が難しい状態が重なっています。

そして、便秘になる子どもには、**怖がりさん**が、多いのも事実です。でも、そもそも、子どもは、みんな怖がりで、頑固、保守的なものではないでしょうか？　子どもが新しい経験、怖いことをこわがるのは、本能的なもの、自分を守るためです。新しい経験が自分にとって危険なものではないのか？　怖い経験は、すなわち危険な経験に違いない！　自分で判断する能力はまだついていません。いったん怖い、と思い込んだら、そこからなかなか抜け出せません。身体にしみこんだ記憶ですから、説得はききません。身体で、大丈夫だよ、という経験を積み重ねていくしかありません。

もちろん「怖がり」ではない子どももいます。治療の効果が出やすい傾向があります。ふだんは怖がりではないが、排便に関してだけは、頑固で、いうことをきかない、という子どももいます。

「怖がりさん」は、外来にきても、口もきいてくれません。お母さんの後ろに隠れてしまいます。そのくせ、おうちで母親にはとってもおしゃべりのことが多い。とても頑固で、自分のやり方を譲りません。特に二歳〜三歳は、いわゆる反抗期で、排便のことに限らず、けっして親のいうことを、素直にはききません。排便恐怖を克服するのは、なかなかたいへんです。また、食事についても同じです。おかあさんがいろいろと工夫して、便秘によさそうな野菜中心の食事を作っても、結局同じものしか食べない、野菜を細かくしてわからないように入れても、すぐにわかってしまい、上手に除けて食べる、あるいはお菓子ばかり食べて、食事を食べない、それが続きます。

これを克服するのは、適切な治療と親の愛情でしょう。排便の良い習慣作りのために、どんなしつけでもそうですが、基本にあるのは、**親と子どもの信頼関係**で、治療を続けるには根気と忍耐が必要です。たいへんではありますが、子どもは必ず心身ともに成長しますので、たとえ治療に時間がかかっても、続けていただきたいのです。

保育園・幼稚園のこと：仕事をもっている親ごさんでは、一歳ぐらいで保育園と考えていらっしゃるでしょう。便秘があるからということで、特に保育園を延期する必要はありません。保育園で排便についての異常を疑われて、病院の受診を勧められた、というかたもいます。

保育園に行っていない場合、三歳になると幼稚園に入れるというかたが多いようです。幼稚園は、保育園よりも社会的な場です。保育園は自宅の育児の場の延長という感じがありますが、幼稚園はハードルが上がります。また、三歳という年齢のせいもあって、入園にたいへんな緊張が伴うことが多いようです。毎朝、登園するのがいやで、泣きながら母親と別れになり、園でも他の子と交わらず、給食は食べず、緊張した状態が続きますので、もちろん便秘は治療中でも悪化します。また、徐々に幼稚園に慣れていきますが、何か行事があるたびに、緊張が高まり、便秘も悪化します。また、旅行などは、たとえおかあさんの実家であっても、慣れないところであれば、便秘が悪化することが多いのです。便が固くなって、間隔があいた、コロコロ便に戻ってしまった、飲み薬を増やしてもよくならない、などです。

一方で、幼稚園に行くことで、便秘がよくなるかたもいます。毎日通園するという規則正しい生活で、幼稚園では運動量も多いのが、よいのでしょう。また、給食は、集団で食べるということで、偏食の子どもでもよく食べることが多く、それをきっかけに自宅での食事も食べるものが増えていくことがあります。通園でよくなるタイプのかたでは、長期の休み、夏休みなどでは、生活がダラダラして、かえって便秘が悪化することもあります。

便秘の強いかたは、幼稚園では、排便をしようとしません。幼稚園で排便できるというのは、排便状態がある程度よい、と判断してもよいくらいです。たいていの幼稚園では、トイレにも配慮がなされているので、トイレが理由で便秘のコントロールがうまくいかないということはあまりありませんが、トイレの上半分の壁が空いていたりすると、それを嫌がる子どもがいます。

幼稚園も年長組になると、心身ともに成長してきますので、便秘のコントロールもうまくいくかたが増えてきます。治療の説明もきいてくれますし、ある程度は説得することもできます。それだけに、本人が嫌がる強制的な治療は難しくなります。

そして、大きなイベント、小学校入学です。入学までに、便秘がなおっていてほしい、というのが親の当然の気持ちです。よくなっていることが多いのですが、そうはいかないこともあります。その場合は、どうすれば、学校生活がうまくいくか、ということを第一目標にして、便秘の治療を考えていきます。この時点でそういうことを考えるということは、ある程度ひどい便秘のかたです。学校では便が漏れない、ないしは少しの漏れであっても、それが他の人にわからない程度であること、臭わないことが重要です。また、なるべくなら、授業中に急に便意が出ないようにしたほうがよいでしょう。学校生活に合うような、排便のコントロールを工夫します。場合によっては、担任教師、養護教諭との話し合いも必要でしょう。

●相談11：三歳六か月・男児、母親より

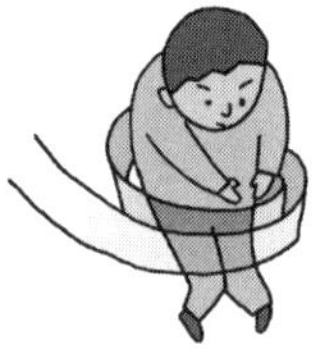

◎内服薬をつかっているが、よくならない

産まれてから便秘ぎみでしたが、綿棒の浣腸で二～三日で出ていました。一歳になり三～五日の間隔で自分で排泄はできていました。二歳になり七～一〇日で子供の頭くらいの大きさの便を出血を伴い苦しそうにするようになり、排泄に恐怖感を覚えるようになりました。

三歳になり近くの病院で診察を受け、ラキソベロンとカマ（朝、夕）が処方され、ラキソを三滴から始め、それでも一週間に一度。それも効かなくなり徐々にラキソの量が増え、三歳児では使用量最大の一〇滴になり、毎日入れても一五日間でなくなり、病院で浣腸をしてもらったこともあります。その状態が続き、今ではラキソベロン一一滴を毎日入れていますが今日で一四日目の便秘です。

本人は元気ですが、便秘一〇日を過ぎると食欲も落ちるようになりました。保育園に通ってますので運動量はあります。繊維のある食物もよく食べますし、牛乳、お茶などの水分も十分に採っています。便秘に効くというオリゴ糖、寒天も試しました。マッサージや便秘に効くツボも押しています。ですが効果が全く見られません。

本人も苦しそうです。浣腸で出すことが癖になってしまっているようです。主治医からはこのまま一年くらいかけて下剤とカマで出すしかないと言われ、それ以外の検査や治療は行ってもらっていません。どうしたらいいのか悩んでいます。

★お返事1

三歳六か月の男のお子様の便秘と排便がとても苦しい状態のことで、お困りですね。

本来は診察するべきですが、お手紙から判断できる範囲でお返事しますね。文面からは、今のままでは自然によくなるのは難しいと思います。

乳児期からやや便秘気味で、成長とともに改善せずに、むしろ、徐々に便が溜まりやすい大腸になってきてしまっているようです。

緩下剤（カマとラキソベロン）はすでに内服していますし、食事、運動、マッサージ、ツボの刺激などいろいろと役に立ちそうなことは、じゅうぶんやっていらっしゃいます。

出しにくい便を我慢していたために直腸が伸びて感受性が鈍くなってしまった、子どもに多い直腸性便秘の典型的なパターンです。肛門のすぐ上の直腸に便が溜まり過ぎて、楽に出せないのです。いつも直腸に便がたまっていると、直腸は太く広がり伸びてしまいます。するとさらに便がたまりやすくなります。

たまった便は腸の粘膜に水分を吸収されて硬くなり、あるいは大きな塊になり、動きにくくなります。伸びたゴムのようにぶかぶかの直腸は、本来の便が来ると感じる便意が鈍くなり、便を押し出す動きも起きにくくなります。そうはいっても、多量の便が溜まると便意が出るのですが、本人はせっかく便意が出ても、出しにくいのと、出るときすごく苦しいので、出すのがこわくて、我慢し、さらに便を溜めてしまいます。

便が溜まっている→便の水分が抜けて出しにくい便になる→出しにくいのでこわくて我慢する→さらに溜まる、便が溜まったままだと直腸の感受性が鈍る→鈍るとさらに溜まる、という「便秘の悪循環」に陥り、四日で出ていたものが、五日になり、七日になり、七日以上たっても出なくなっていきます。その次には、溜まり過ぎた便の中の細菌叢が変化し、悪玉菌が増えるため、ねっとりしたすごく臭い便になり、いつのまにかパンツが便で汚れたり、少量の便を漏らすようになっていきます。

緩下剤、食事療法、オリゴ糖など、運動、マッサージはいずれも、便を直腸のところまでスムースに来させる手段です。直腸・肛門からの排便自体は、これらをいくらやってもダメです。下痢になれば別ですが。ツボ刺激は、排便自体をおこすツボもあるのですが、なかなかうまくいかないのと、直腸が太くなってしまうとあまり効きません。

こういう状態では、浣腸などの肛門からの刺激で強制的に出させる手段が一番良いのです。それも、最初は毎日の浣腸がよい。一週間に一度の浣腸では、太くなり過ぎた直腸は本来のふつうの太さで動きの良い直腸に戻れません。浣腸で出すことが癖になるのが心配といっても、今は便秘癖がついている直腸ですから、浣腸をやらざるを得ません。実際には毎日浣腸をしていくと、排便に対する恐怖感がなければ、自分で便が出せるようになっていきます。

また、浣腸自体も、一週間に一度、一週間分の溜まった便を出すのはたいへんで、本人もとても苦しいし、なかなか一週間分は出せなくて、肛門のそばのところぐらいしか出ません。そうなると、せっかく浣腸しても苦しいばかりですっきりしないので、当然ながら、浣腸は大嫌いになります。

毎日すれば、一日分の便を出せばよいのですから、ずっと楽で、すっきり感も出てきます。浣腸の量も最初は多めのほうがよい（グリセリン浣腸で、三〇㎖から六〇㎖ぐらいでしょうか）ので、医師に指導してもらったほうがよいでしょう。

緩下剤でなおそうとすると、下痢の便にして無理に出すということになります。腹痛が出たり、便が漏れたりしますし、便の感覚もつきにくい、また大きな便の塊が直腸に残って出やすい緩い便だけ出る、ということがあるので、お勧めできません。

ともかく今の状態は浣腸が必要です。毎日が無理なら、二日に一度でも、三日に一度でもいいから、してあげたほうがよい。それなりには効きます。

経過によっては、詳しい検査が必要かもしれませんが、現時点では、まず溜まっている便を浣腸で出すのがよい。直腸に多量に便が溜まっている状態から抜け出ることができれば、緩下剤や食事療法などが有効になっていきます。

便秘に詳しい小児科か小児外科の外来に行かれたほうがよいと思います。

3. 小・中学生の排便の異常・便秘

●──小学生

小学生になると、「排便外来」に来院されるかたは少なくなります。それまで便秘気味であった子どもでも、多くのかたが心身の発達で改善してきます（改善したといっても、完全によくなったかどうかは疑問ですが）。それだけに、わたしどもの外来に学齢期で来院される方は、進行した便秘症のかたが多いのです。

入学してから便秘症がはっきりした、出現したというかたもいますが、そちらのほうがやや少なく、来院される方の半数以上が、もともと便秘による症状があり、成長しても症状が改善しないというかた、悪化したというかたです。

学齢期の便秘症は、幼児期と異なり、排便自体が苦しい、怖いというかたは、少なくなります。あるいは、苦しくても、親にはわかりにくくなっているというほうが正しいかもしれません。便意を我慢して大騒ぎすることはなく、むしろ、それを隠すようになります。あるいは隠しているというわけではなくて、幼い時からずっとそういう状態なので、それが普通になってしまい、あらためて苦しいと感じなくなっているのかもしれません。

また、小学生になってから来院される方は、**実は慢性便秘症なのですが、親は便秘症だとは思っ**

ていなかったというかたも少なくありません。ですから、便秘症がいつから始まったのかもわからないのです。便秘だとは思わず、排便の異常ということで困って来院されるのですが、その症状で多いのは、便の失禁、腹痛などです。

便の失禁は、いつのまにか便が漏れているというもので、遺糞症とほぼ同じことです。

小さなコロコロした便が下着に出ている、下着がべったりした便で汚れる、という症状がありますが、とうの本人は、いつ便が出たかがわからない、いつの間にか出ている、という状態です。親が怒ってもよくなりません。知らん顔をしていることが多いようです。学校の教室の床にチョコボールぐらいの便が落っこちていて、どうも犯人らしい、なんとかしてほしい、と教師から言われて困っている、というかたもいました。

学齢期で来院されたかたの、半数以上に便の失禁、下着汚染がみられます。失禁で来院されたのではなくて、便秘で困っているというかたにも、よく話をきくと、失禁、汚れがあるのです。

こういう失禁、汚れの出るかたたちの排便回数は、必ずしも、便秘症の定義である週二回以下とは限りません。排便は毎日あるというかた、むしろ一日何回も出ているというかたがいます。よくきくと、まとまった排便はたまにしかない、ひどいかたでは一か月に一度ぐらいということがわかります。親は、まとまった便が出ていないので、便秘症なのだなと認識していることもありますし、ともかく便が出ているのだから、問題はないと思っていたというかたもいます。また、毎日普通に排便しているようにみえるが、実際には大量に溜まっていて、先だけが出ている、というかたもいます。

腹痛で来院されるかたもいます。強い腹痛で救急診療所を受診し、そこで便秘が判明することがあります。腹痛で救急外来を受診するかたのおよそ三分の一が、便秘が原因であったという報告もありますが、そこで浣腸などで溜まっている便を排泄させてしまえば、多くはその場でよくなります。しかし、その際に、程度が強そうだと判断されたり、そういうエピソードを反復していると、わたしどもの排便外来に紹介されてくるのです。あるいは、便が詰まり過ぎて、ふつうのクリニック外来では、浣腸が効かなかったということもあります。

腹部腫瘍の疑いで紹介されてきた方さえいました。腫瘍のようにみえたおなかの塊は、もちろん便の塊です。

このように、学齢期の便秘症は、本人も親も、便秘として自覚がないかたが多い、あるいは便秘があることはわかっていたが、今困っている症状が便秘と関係しているとは思っていなかった、というかたが多いのです。だからこそ学齢期になるまで、受診していなかったのでしょう。あるいは、いろいろな診療所を受診しても、適切なアドバイスを得ることができず、困っていたというかたも少なくありません。実際に学齢期で来院される方は、インターネットなどで探して紹介状なしでの来院されるかたが多いのです（わたしどもの外来は原則的には紹介予約制なのですが）。

便の失禁は、便が溜まり過ぎて、肛門から出てしまうためで溢流性失禁 overflow incontinence と呼ばれるものです。下着が汚れるのも同じく便が溜まり過ぎたためで、大きな塊の便が肛門の出口を塞ぎ、溜まり過ぎて腸管細菌叢が乱れて緩くなった便が塊のまわりから漏れて出てくるのです。

いずれも、漏れてしまっているので、漏らしているわけではありません。つまり、本人にはコントロールできない状態です。また、緩い便が漏れていると、肛門周囲が荒れます。皮膚が荒れると皮膚の感覚も鈍くなりますので、便が付着してもそれを鋭敏に感じなくなっていきます。漏れていても平気になっていくのです。

こういう状態ですから、漏らさないように、と注意されても、本人は困ってしまいます。自分でどうしようもないことなのに、しょっちゅう怒られ、漏れるということはどうもとてもいけないことだとわかってくると、それを無視するような心理状態に陥ります。自分の中で、「ないこと」にするわけです。そうすると、治療を開始しても、「ないこと」にしているのですから、治療に協力しているようにみえても、長続きせず、困ったことになります。また、排便のことでトラブルが続いたり、失禁のためにオムツを続けざるを得ないと、自尊感情が低くなり、**どうせ自分は治療してもよくならない**、というような気持にもなりがちです。これらのことで、便秘の治療と同時に、精神心理的な治療も必要になってきます。特に**九～一〇歳以上**で、このような**心理状態が固定**していくようですから、なんとかそれまでに、治療を始めたいものです。

治療は学齢期でも、幼児と同じです。溜まっている便を全部いったん出して、そのあと、便が溜まらないように、しばらく、毎日ないし一日おきに排便するように、浣腸・坐薬、内服薬を補助手段として使います。小学生では程度が強い方が多いこと、集中的に治療するほうがよい場合が多いので、二〇%ぐらいのかたが入院治療になっています。体力があり、知能も発達していますので、重症と思っていても、幼児よりも早くなおるかたもいますが、いろいろな要因で、治療が長引く方もいます。

たまに失禁する、というかたもいます。たまに便秘するということでは、来院することはありませんが、たまに便が漏れるという場合は、学校生活上、困ることが想定されますので、来院されるのです。たまにというのは、年に二〜三回程度です。下着が少し汚れる程度なら、親は気づきませんし、本人も黙っていますが、完全に漏れてしまうと、周りの人に気づかれます。胃腸炎などでの下痢で、トイレに間に合わないというのは、大人でもありうることです。そうではなくて、季節の変わり目、何か緊張するようなことがあるとき、強く腹圧をかける運動中などの、複数の要因が重なって、軟らかい便が出てしまうということが多いようです。おそらく、もともと便が溜まりやすい直腸の状態があって、それでもふだんはあまり問題なく、ほぼ毎日排便ができているのですが、それは、けっこうきわどいバランスでうまくいっているので、それが崩れてしまうと、漏れてしまうのでしょう。

さらに成長すると、漏れることはなくなっていくようです。また、漏れる要因について本人が学習していくので、そういうことを自然に避けるようになっていくのかもしれません。

こういう場合の対処の方法は、便失禁によって、どの程度生活が困っているかによります。本来は、慢性便秘症として治療をするべきかもしれません。しかし、年に数回程度で、ある程度限定されている状況なら、その時だけなんとか対処するという選択もあります。そういう状況のときだけ、便秘の治療、つまりあらかじめ浣腸・坐薬などで便を出しておいて、漏れないようにする、などです。

また、小学生の高学年になると、過敏性腸症に近い病態で、来院される方が出てきます。慢性便秘症で治療中のかたの中にも、腸管の過敏性が目立つかたが出てきます。

◇◇◇

●相談12：六歳・男児、母親より

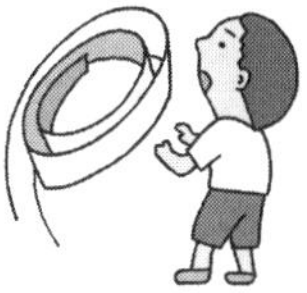

◎このままで大丈夫か心配

一年生の男の子ですが、二年前の幼稚園年中の時は便が一か月出なく、小児科に行き浣腸しても出なく、先生が指で引っ張り出してくれました。その後、ラキソ、粉薬頂いて様子見てましたが少し良くなり、その後はヤクルトとかヨーグルトで便が出てました。

昨年からまたかなりの便秘で一月は、三回しか出ません。ウンチはバナナのサイズです…。太さも長さも、なので出すのもかなり辛いみたいです。まだ夜もオムツを外せない状態です…。

一月にT小児科に相談しましたが、おなか張らなそうなら大丈夫だよ。とのことで薬もなしでした。食事はあまり食べません。飲み物もあまり取らないです。このままでも大丈夫か心配です。よろしくお願いします。

★お返事

現在の状態ですが、一月は月に三回しか排便できなかったし、排便はかなり苦しいということですね。夜はオムツを外せないということは、いつ便が出るかわからないので心配なのか、それとも便が少し漏れてしまうということでしょうか？

いずれにしても、いわゆる機能性慢性便秘症で、早く治療をしたほうがよいです。ガスが出ていれば、六〜七歳になるとおなかが張らないことも多い。おそらく幼児期から持続している、直腸性の便秘だと思います。調子が良い時でも、週二〜三回ぐらいの排便ではなかったでしょうか？　なんとか自分で出していて、そのまま成長とともに良くなることもありますが、入学のストレスなどで悪化することもあります。

ともかく、週に一回ぐらいしか出ないのが一〜二か月続いたら、治療したほうがよい。夜のオムツが必要なのも治療が必要だということを意味しています。

時間がたてばたつほど、直腸の変化が固定し、悪化していきますので、早く受診してください。近くに適当なところがなければ、ちょっと遠いけれど、こちらの排便外来に来てください。食事、生活調整などは必要ですが、それだけでは改善しません。

その後の経過：一か月に三回ぐらいの排便が続きました。排便に苦労はしても、なんとか出せて、ほかの症状が軽かったのか、あるいは、よくなったり悪くなったりだったのか、便秘の治療は、積極的にはしないままだったようです。

夜尿症のことで専門クリニックを受診したところ、便秘が強いのでそちらの治療が先、といわれ、紹介先の病院を受診、しばらく浣腸を毎日していたら、自分で排便できるようになり、通院を終了しました。しかししばらくしたら、また元の一か月に三回ぐらい排便に戻ってしまい、また、毎日の浣腸を考えているということです（夜尿症と、便秘の関係については、3章、「排尿、尿漏れの問題」をお読みください）。

●事例2：八歳・男児

◎便を漏らしてしまい、学校に行けない、ということで来院されました

経過：もともとは、毎日か、一日おきぐらいにバナナ便が出ていて、便が緩くなることはあっても、便秘で困るという記憶はありませんでした。

小学二年生の二学期が始まってすぐに、腹痛を訴えるようになり、毎日排便ではなくなりました。そして、トイレに間に合わず漏らしてしまったり、コロンとした便をパンツの中に出して、気がつかないでいます。漏らす量は多いこともあります。最初は二学期になったばかりで、学校でなにかあったのだろうから、慣れればよくなると思っていたのですが、むしろ悪化しているようです。また、笑ったり、力を入れると便が漏れてしまうので、スポーツ教室は行かなくなりました。

初診：直腸に便が溜まり、いわゆる便塊閉塞 fecal impaction の状態でした。外来で溜まりきった大きな便を出し、自宅で浣腸を毎日してもらうことにしました。

排尿の問題もあったため、念のために検査をしましたが、脊髄の異常はありませんでした。

最初は毎日浣腸をして、その後一日おきに行いました。すぐに便の塊の漏れはなくなり、腹痛もなくなりました。時々下着の汚れがありました。

一か月後には、便による下着の汚れもなくなり、昼の尿の漏れもなくなり、夜尿もなくなりました。二か月後には、毎日バナナ便が出て、浣腸が不要になりました。半年で外来を終了しました。

★解説：毎日排便しているようにみえても、便が溜まり気味で、夏休み明けの学校の緊張かなにかで急に悪化したものと思われます。もともと、排便に対する心理的な抵抗はないので、直腸の状態をよくすることで、すぐによくなったのでしょう。

終了後二年たちましたが、今も排便良好とのことです。

◇◇◇◇◇◇◇◇◇◇◇◇◇◇◇◇◇◇◇◇◇◇◇◇◇◇◇◇◇◇◇◇◇◇◇◇◇◇

●事例3：七歳・男児

◎便が漏れて学校で困るため、来院

経過：発達にやや遅れがあるかもしれないと言われたことはありますが、ふつうに幼稚園に行って、特に問題はありませんでした。しかし、排便については、三日に一度、パンツに塊の便を出していて、パンツが便で汚れることもよくありました。発達の遅れのためだろうと思っていました。トイレで排便できるようになったのは、入学後です。

排便の間隔は次第に延びて、入学するころには、一〇日ぐらい出ません。出る時は大きな便塊をがんばって出し、時間がかかり、痛みが強い。いったん出ると毎日続けて三日ぐらいバナナ形便が出て、また出なくなり、少しずつ漏れます。漏らさないように怒ってもダメで、漏れることがわからないようでした。小児科に相談したら、内服薬を処方されました。

出なくなって一週間たったら、ピコスルファート液七滴を三日ほど続けて内服、そうすると大きな塊便が出る、いったん大きな便が出ると、バナナ形便が毎日続けて出て、排便が止まり、その後また少しずつ漏らすというパターンは内服前と同じでした。

入学後、学校の担任教師から、兎糞便が床に落ちていてたことを指摘されました。便の臭いがすると教師がトイレに連れて行ってくれるのですが、教室でも困っているようです。学業成績はみんなについて行けるし、友人もいます。もうすぐ二年生になるにあたって、支援学級に変更したほうが良いのではないかと、担任からいわれています。

初診：便が大量に溜まっていたので、半日かかって、外来で便を出しました。

その後、毎日浣腸をするようにして、数日で便の漏れは消失しました。便は緩かったのですが、徐々に硬くなってきたので、内服薬も開始しています。学校で漏れるのが怖いため、通学しているとき毎日浣腸をして、週末は浣腸を休んでみています。半年後、自分で排便が時々出せるようになっています。検査では器質的疾患はないと判断しています。

漏れなくなり、結局支援学級に変更の話はなくなりました。

★解説：幼児期から便失禁をおこしている慢性機能性便秘症ですが、発達遅延があるかもしれないといわれていたため、親もそのために便を漏らすのだと思い、積極的に治療しようとは思っていなかったのです。また、相談した小児科でも、便は出ているのだから、漏らすのはしょうがないですね、というように言われていたようです。便が漏れていると、子ども本人は不快感があり、ものごとに集中できないので、なおさら遅れがあるようにみえます。入学後、やはり漏れのために、学校でも困ることになり、なんとかならないかと、来院されたのです。

知的な遅れなどで、普通学校に合わない子どももいますが、**知的な遅れがあることと、排便で問題があることは、別に分けて考えたほうがよいことが多いのです。排便で問題があっても知的障害があるとは限りません。遅れがあっても、排便に問題があることを放置してよいことにもなりません。**

初診から一年後、自分の排便が増え、浣腸は減っています。それとともに浣腸を嫌がるようになりましたが、一日排便しない日があると、下着がわずかですが汚れるので、毎日排便するように、排便のない日はなるべく浣腸をしています、という報告でした。

●―中学生

中学生になってからは、慢性便秘症で来院される方はとても少なくなります。重症の便秘症は、幼児期、あるいは小学低学年からの持ち越しのかたがほとんどです。

思春期になると、かなりのかたが自然にも改善するからです。思春期にはいると、心身共に急速に成長発達し、ホルモン環境の変化、食事量の増加と相まって、特に男児ではよくなっていきます。しかし、この時期に受験勉強などで身体に留意せずに緊張状態が続いたり、ダイエットと称して、食事が偏ったりすると、重症ではなくても便秘が持ち越します。女児では、生理が始まると、ホルモンバランスの変化により、排便状況が悪化するかたがいます。生理のすぐ前や生理中に便秘が悪化する、反対に下痢するかたもたまにいます。

実際には便秘の訴えは、国民生活基礎調査では年齢と共に徐々に増加しています。男性は一時減りますが、二〇歳から年齢と共に増えています。中学の保健室では、かなりの便秘でしょっちゅう腹痛などで保健室に来るが、何の治療もしていず、便秘があたりまえになっている生徒（主に女児）がいるということをよく聞きます。「3．子どもの便秘は、よくあること？」（42頁）にも書きましたが、おとなの便秘は、こどもからの持ち越しが少なくない、便秘であることを自覚していない、自覚しても何も対処しないかたが多く、便秘はどんどん潜在していくようです。

中学生では、子どもの便秘からおとなのタイプの便秘になっていきます。もちろん、直腸に便を溜めるクセが残ってしまう方もいますが。治療、使う薬もおとなと同じになっていきます。

●相談13：一二歳・中学一年生男子、母親より

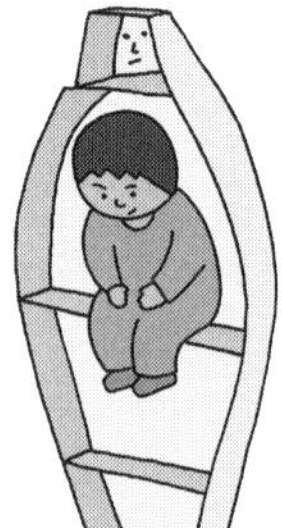

◎長年悩んでいます

息子の排便について長年悩んでおります。便意はあるようですが我慢するというか、出ない？　出さない？　という感じです。我慢したまま五日ぐらいおきに体調が悪くなると同時に精神的にも不安定になり、イラつき、暴言など日常生活にも支障を来しています。

食生活に気をつけたり運動をさせたり水分を取らせたり乳製品を控えたり、良いと言われる事は色々とやってみました。体調が悪くなるだけならまだしも、言動までおかしくなるので、その度に家でいさかいが起きてしまい、とてもストレスも感じます。幼稚園児の頃からこんな生活をずっと続けているのです。

幼稚園児の頃から気になりだし、当時は便秘のために発熱までしてしまった事もあります。小学校低学年までは帰宅後も友達と遊ぶことなく、部屋で寝転がりゴロゴロして、結果泣きながら排便することになり、なんとか出ると人が変わったように物わかりが良くなり元気になります。それは今もそうです。以前は排便の話をすることも嫌がっていましたが、今は本人も排便に何かがあるのではと、病気なのか、単に酷い便秘なのか良い治療があるのか、親子で日々苦しんでおります。

今まで何度となく病院へはかかりましたが腸などの異常はなく、そのつど下剤をもらうだけ

でした。毎年来年になれば、何年生になれば…とやり過ごしてきましたがとうとう中学生になり、状況が好転せず、本当に辛いです。

周りにも同じような悩みをかかえている方はおらず、いったいどこに行けばどこに相談すれば納得できる答えがもらえるのか本当に苦しんでいます。どうか助けてください。

★お返事

よくがんばってきましたね、たいへんだったと思います。

明らかに、慢性便秘症による症状です。具体的には、どのようにして排便していらっしゃるのでしょうか？　一週間に一度ぐらいは、なんとか苦しみながらも、自分で出しているのでしょうか、出ているといっても、わずかな量では出るうちには入りません。便が漏れたりはしていないのでしょうか？

「腸などの異常はなく」というのは、どのような検査を受けてのことでしょうか？　肛門直腸の神経の病気の検査（造影検査、内圧検査、粘膜生検）はしましたか？

今の状態は直腸から上の腸管に、便の溜まり癖がついてしまい、腸管自体が太く長く、鈍くなってしまっているものと思われます。そういう状態では、食事や、内服薬での治療には、ほとんど反応しません。溜まり癖をなくすように、訓練しなおす方法をとらないと、良い方向には向かいません。

今のままでは、集中力に欠け、勉学も思うようにいかないでしょう。

きちんと毎日（ないし一日おきぐらいに）、強制排便させるようにすると、症状はすぐによくなります。ただし、中学生までずっと続いてしまっていると、治療の受け入れが、なかなか困難です。

いったんはうまくいっても、突然治るわけではなくて、治療が長期になることが多いので、本人が次第に治療しなくなってしまうことが多い。

でも、ともかく、子どもの便秘に詳しいクリニックで早く治療を受けたほうがよい。

◇◇◇◇◇◇◇◇◇◇◇◇◇◇◇◇◇

4．大人の慢性便秘症

大人でも、子どもと同じように、慢性的な排便の異常はとても多いものです。ホルモン分泌環境の違いにより、男性より女性に多くみられます。一般論ですが、女性は便秘に傾きやすく、男性は下痢に傾きやすいようで、過敏性腸症は男性のほうが多いようです。

大人の機能性便秘症（器質性、症候性、薬剤性を除いた便秘症）は、以前は、弛緩性、痙攣性、直腸性というように分けられていましたが、最近は、病態による基準である国際基準に合わせて、排便回数が減少するタイプ、排便困難があるタイプに分類されるようになってきています。便秘症は、分類するといっても、病態が重なり合っていることが多いので、理解しやすいように便宜的に分けているものと考えてください。

●器質性便秘

大腸に腫瘍(大腸癌など)ができているなど、形態的に異常がある便秘症です。単なる便秘と思っていたら、重大な病気が原因なことがあり、それに応じた治療が必要ですから、こういう器質的な変化があるかどうかをチェックすることはとても重要です。腫瘍では、大腸が狭くなって便の通りが悪くなるのですが、直腸瘤、直腸重積、肛門・直腸手術後で肛門が硬く動きが悪いなど、排便が困難になる病気もあります。また、稀ですが、巨大結腸症もあります。いずれもレントゲン造影検査、内視鏡などで診断します。

●機能性便秘症

大腸の形態的変化を伴わないもので、排便回数が少ないもの、排便困難があるものに分けられます。また、病態からいうと、大腸の通過時間が正常なもの、遅いもの、機能的に排便が困難なものに分けられます。

① 排便回数が減少しているタイプ

排便回数が週三回以下に減っているもので、専門的な通過時間を見る検査で、大腸の通過が遅くなるものと、正常なものがあります。

遅くなるタイプには、神経・筋疾患、内分泌・代謝異常、膠原病など、病気のひとつのあらわれとして便秘が出ている「症候性便秘」といわれるもの、抗うつ剤などの向精神薬、モルヒネ系などの鎮痛剤、高血圧に使う薬のひとつであるカルシウム拮抗薬、その他神経に作用する薬で腸の動きが悪くなる「薬剤性便秘」も含まれます。それ以外に、原因が特定されなくて、大腸の便を運んで送り出す力が低下している特発性のタイプがあり、これには腸管神経系の微細な異常があるようです。若い女性に多いといわれています。塩類下剤を中心とした治療を行います。

大腸の便を送り出す力自体は正常で、排便回数が少ないというタイプは、もっとも多いタイプの便秘症で、いわゆる慢性機能性便秘症と呼ばれているものと、過敏性腸症候群の便秘型とがほぼ一致します（機能性便秘症、過敏性腸症候群便秘型にも大腸通過時間が遅いものもある）。このタイプは、食事量の減少（摂取量自体が少ない、食物繊維が少ない）による便量の減少のために、排便回数が減り、便が硬くなり、硬便のために排便困難や残便感も出現します。消化管の知覚・運動パターン、腸脳相関に問題があるもので、ストレスも関与します。生活調整、食事療法が治療の基本です。

②排便困難が主体のタイプ

排便は本来、便意が出たら楽に便が出て、出たあとスッキリするものですが、それがうまくいかず、排便に苦労する（強くいきまないと出ない、痛みが強い、時間がかかる、排便後の残便感などがある）ものです。

これには、①の、排便回数が少なく大腸通過時間が正常な便秘も多く含まれます。便が硬いために排便が苦しくなるもので、便を柔らかくすれば、排便困難はなくなります。

便を柔らかくしても排便が苦しい、という機能性便排泄障害もあります。骨盤底筋群の協調運動障害、腹圧をかける力の低下、直腸の感覚低下、直腸の収縮力の低下・協調不全などが原因で、詳しい検査をして、病態にあった治療が必要です。

時には、便秘ではないのに便意がしょっちゅう出たり、残便感が強い、という、強迫神経症が疑われる方もいます。

●――大人の便秘の治療

●慢性機能性便秘症

最も多い、大腸通過時間が正常な慢性機能性便秘症（排便回数が少なく、硬便による排便困難も伴っていることがある）の治療についてです。

このかたがたは、子どもの時からの便秘がそのまま持ち越している、というかたも少なくありません。今までの一生の中で、一度もスッキリ排便したことはないと言い切るかた、排便は泣きながらするものだと思っていた、というかたもいます。子どもの時の便秘症を治療しないままにしていると、便秘症の大腸、溜まりやすい大腸なので、成長することでそれなりに改善することが多いのですが、ちょっとした生活・食事の乱れですぐに悪化することを繰り返します。なおったようにみえて、なかなかなおってはいないのです。診断の基準は、以下の国際的基準があります。

＊成人の慢性機能性便秘症の国際的診断基準（ＲＯＭＥⅣ）

次の症状が、診断の少なくとも六か月以上前から出現し、最近三か月間は、基準を満たすこと。

・次の二項目以上があること

a.排便困難、強くいきまないと排便できない：排便の二五％を越える

b.硬便、兎糞便：排便の二五％を越える

c.残便感がある：排便の二五％を越える

d.直腸肛門が詰まっている感覚：排便の二五％を越える

e.排便時、指で搔き出す、まわりを圧すなどの補助が必要：排便の二五％を越える

f.排便回数：週に三回未満

・下剤を用いている時以外は、軟便はめったにない。

・過敏性腸症候群を除外する。［出典 Lacy, B. E. et. al., Gastroenterology vol. 150: 1393-1407, 2016］

治療：治療の基本は生活習慣と食事の改善です。

緊張がずっと続く生活では、自律神経調節がうまくいかなくなっていきます。緊張とリラックスの両方がある、リズムのある生活を心がけます。子どもと同様に、熟睡と早起き、適度に身体を動かすこと、仕事量の調節、食事を三食とも適切な量を食べる、食事内容に留意するなどを実行しま

す。排便時間の確保も必要でしょう。便意を我慢するのは、子どもと同じく好ましくありません。

食物繊維の多い食事を摂ることは、便が詰まってしまったとき以外は、おとなではとても重要です。便量を増やし、出やすい柔らかい便にすると、大腸の流れが良くなっていきます。食事で摂取するのが本来ですが、時には、食物繊維の多く入っている飲料、サプリメントなどで補うこともよいでしょう。また、食物繊維だけでなく、オリゴ糖も多く含む果物、野菜も良いでしょう。

このような基本的な治療と並行して、便の溜まりが強い場合は、緩下剤を併用します。少量の塩類下剤を基本として、それでも効かなければ、刺激性下剤を使います。

大事なのは、子どもの治療と同じく便を溜めすぎないことです。便秘の診断基準にあるように、週三回以上のスッキリ排便を目標として、内服薬を調節します。多量に便を溜めて、大量の下剤で週一回いっきに出す、ということは止めて、二〜三日に一度は排便するように習慣調節し、それでも出にくい時は、強めの内服を使うというように、溜め過ぎない習慣をつけて、徐々に内服薬を減らしていきます。少量の内服で快適な生活が送れるのなら、長期に使ってもよいのです。

●過敏性腸症候群

大腸の機能的な疾患群で、刺激に対する腸管運動と分泌能の変化、腸管の知覚過敏、腸管への中枢神経系異常があいまっている病態です。下痢型、便秘型、下痢と便秘の混合型があります。

＊過敏性腸症候群の国際的診断基準（ＲＯＭＥ Ⅳ）

次の症状が、診断の少なくとも六か月以上前から出現し、最近三か月間は、基準を満たすこと。
・繰り返す腹痛が、
・最近三か月間で、平均して週に少なくとも一日中あり、
・次の二項目以上を伴う
①排便に関連する
②排便頻度の変化に関連する
③便性状の変化（下痢、コロコロ便など）に関連する。

［出典 Lacy, B. E. et. al., Gastroenterology vol. 150: 1393-1407, 2016］

治療：腸管の機能的な異常ですから、生活調整、ストレスコントロールは基本的に重要です。薬剤では、ポリカルボフィルカルシウムというカルシウムの高分子重合体を内服します。マレイン酸トリメプチンなどの腸管運動調節剤、男性では、直接、セロトニンの働きを抑える薬も使います。漢方薬もそのかたに合わせてさまざまなものが用いられ、有効なことも多いようです。便秘型の場合は、機能性便秘症と同様の薬剤治療を行います。痙攣型、混合型であっても、便が溜まっていると症状が強くなりますので、普段から便を溜めないようにしておくことは大事です。刺激性下剤はかえって、腹痛が出やすくなるようで、使いかたに注意が必要です。下痢・腹痛でどうしても困るかたは、下痢止めや腸の痛み止めの薬を使うこともありますが、便が溜まらないように、気を付けて使います。

5. 高齢者の便秘

高齢者では、身体が徐々に衰えていきます。直腸肛門を含めた大腸機能についても同じです。さらに認知機能が落ちていくかたでは、大脳レベルでの排便に関する調節が、うまくいかなくなっていくことがあります。そうなると、子どもの便秘症と同じような病態になっていくかたが増えていきます。子どもは、こういう機能の発達がゆっくりなために便秘症になり、高齢者は機能の衰えにより便秘になるのです。糖尿病、高血圧、心機能不全など、さまざまな成人病を伴っているとそれに対する投薬も増え、薬剤性の便秘傾向も出ます。大腸に便が溜まり易くなっているだけではなくて、身体全体の筋肉の衰え、排便に関する筋肉群の衰えも出ます。便が肛門まで来てもうまく出せないという、肛門直腸レベルの機能不全で、便排泄障害型の便秘がおきやすくなります。それぞれの機能不全は軽微でも、重なると便秘症がはっきりし、それに気付かないでいると、悪化してしまいます。便が出せないと、認知機能が衰えているかたでは、うまく表現できずに、便を漏らしてしまいます。便意が出ていそうなら、それを察知し、すぐに排便できる環境を作ることが必要です。

対処としては、普通の生活調整・食事調整はもちろん基本です。しかし、年齢的に、食事量の少ないかた、運動量の少ないもしくはできないかた、持病に対する内服薬の必要なかたでは、それだけでは困難です。ですから、少量の緩下剤は必要でしょう。また、便が柔らかくても排便がうまくできなくて直腸に便が溜まってしまうなら、子どもと同じく、坐薬・浣腸などを併用します。便排泄障害型便秘では、詳しい検査をして、それぞれの対処法を考えるのですが、積極的な検査・治療を望まない場合もあります。現実的に、坐薬・浣腸でスッキリ排便が得られるなら、それでよいでしょう。食事量にもよりますが、二〜三日に一度は排便するように調節するのがよさそうです。便意があるのに出せなくて、不快感があるのなら、毎日出してもよいのです。認知機能が低下しているかた、寝たきりのかたでは、まわりのかたが排便の世話もしていることが多いでしょう。自分の排便を待っているとなかなか出なくて、一週間以上便秘してから下剤を開始すると、効き目がよくありません。出ないから、と下剤の量を増やし、結果的に多量の下剤を使って出す、という良くないパターンに陥りがちです。大量に溜めてから出すのではなく、少量の緩下剤と肛門からの坐薬・浣腸などの刺激で、定期的に出すほうがよいでしょう。子どもの便秘と同じ考え方の治療です。

Chapter 6
子どもの便秘の環境を整える

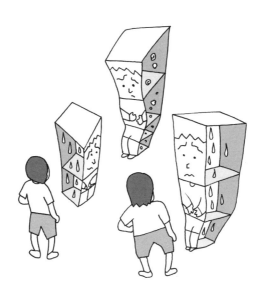

1．「なかなかトイレで排便しない」問題

「もう五歳だというのに、まだオムツで立って排便しています。便秘の治療はうまくいっていて、内服薬のみで、楽に排便できるようになっています。排尿は、トイレでできていますが、大便をしたくなると、オムツに履き替えて排便します。無理にトイレに座らせようとしても、絶対いやだといいはります（あるいは、トイレに無理やり座らせたら、便意が止まってしまいました）。また、オムツを買わないようにしたら、パンツの中に排便します。このため、自宅でしか排便できないので困っています。下の子のほうは、もうトイレでできるのに、情けなくなってしまいます。幼稚園でも、まだできないのですか、と、いわれます。お泊り保育の時はどうしたらいいのでしょう」。

このような訴えのあるかたは慢性便秘症の子どもでは少なくありません。安心して排便できるようになると、トイレ排便の恐怖のハードルが徐々に下がって、トイレで排便できるようになりますので、強制しなくてもよい、成長を待てばよいのですが、親としては、まだだめなのか、とがっかりしてしまいます。

こういう場合のお子さんに対する気持の持ち方について、どうあるべきなのでしょうか。

「なぜまだトイレでできないの」という否定的な係わりは望ましくありません。では、「オムツでいいんだよ、それでいい」という肯定的な係わりがよいのか、というとそれもまた、その状態に子ども

を押し込めることになり、なかなかその状態から脱却することができなくなります。あるいは、知らん顔でいるほうがよいのでしょうか。それは無関心を意味しますので、もっと悪いでしょう。

トイレ排便、オムツ排便のどちらを選択しても、あなたの判断を尊重しますという、メッセージを親が出すことが、状態の改善には必要です。私の親しい友人であった、ある児童精神科医の文章を応用、アレンジしてもう少し説明してみましょう（『こころを聞く　カウンセリング入門』崎尾英子著、大修館書店）。

どういう気持で子どもに接するべきか。

「トイレで排便しても、オムツで排便しても、どちらの方法をとってもいいよ。トイレで排便するということを選択するのは、これまでの経験（力を入れて排便するということで、とても痛い思いをしたという経験）から、とても怖くてできないんだよね。だけど、トイレ排便をやってみると、それなりに違った世界が見えてくるよ。もしかしたら、最初は少し怖い景色が見えてしまうかもしれないね。でもそれは、ほんとうは怖くはないんだよ。怖くないということが、ちゃんとあなたにわかるまで、お母さんは（お父さんは）あなたに寄り添ってあげましょうね。

一方で、今まで通りにオムツで排便する、という選択もあなたにはできますよ。でも、オムツで排便してきたことで、その結果、通らなければならなかった経験の中には、あなたにとって、よいものもあったけれど、いやなものもあったこと、またもうトイレで排便するべき年齢であることを、すでにあなたはよくわかっていますよね。そしてどこかには、もう同じような経験を繰り返すことは止めたい、という気持もあるよね。」

このような気持の持ち方でお子さんに対するということは、子どもの自由意志による選択をお子さん自身に委ねるというメッセージを出すということです。自分が「誤った」選択をしたところで、親からの懲罰はない、ことを保証するということです。これができるためには、信頼関係が前提です。親が子どもを信頼すること、子どもが親を信頼すること、両方が必要です。親を信じたとしても、「誤った」選択をした場合は、望んだ結果は得られないかもしれない（トイレ排便を選んだら、やっぱり怖かった、オムツ排便を選んだら弟からからかわれた）。しかし、「ほら、誤った選択をした結果、やっぱりこんなことになってしまったじゃないの」とあきれたり、責めるのではなくて、「望んだ結果が得られなかったのは残念だったね、だけど、これを経験できたことには、意味があったよね、おかあさんがそう言うから、という理由ではなくて、自分自身で経験できたことはよかったね」という（心の中での）励ましがあれば、また次のチャレンジに向けて、自分の判断でよい選択をするという勇気が動機づけられると思います。

このような気持で子どもに接すると、その気持は、必ずお子さんに伝わります。

育児の大変さの中で、このような気持を保つことは、けっこう難しい。最初から完全な親はいません。自分がどんな態度で子どもに接しているか、時々考えてみてください。

じつは、このような相手を信頼するということ、相手の選択を尊重するということは、医師と患者の関係でも同じように重要です。私自身、いつも、ちゃんと患者さん（患者さんの親）を信頼するような発言ができているかどうか、振り返ってみています。患者さんが自分の勧める治療法をとっても、とらなくても、それについて批判なしに対することができるのか。いつもできているわけではないのです。ですから、便秘をめぐる親と子どもの関係も身につまされます。でも、それができるように心がけたいと思っています。

●相談14：四歳一〇か月・女児、母親より

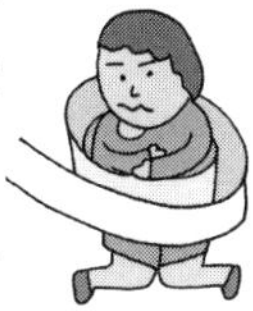

◎うんちをするときはオムツにはきかえ。それでもうんちを我慢、の悪循環

三歳ごろおむつがとれてパンツをはくようになったのですが、うんちをするときはどうしてもオムツにはきかえないとできません。弟（三歳六か月）のほうがとっくにトイレでうんちができます。試行錯誤しながら（褒《ほ》めまくる、トイレに踏ん張れるような台を置くなど…）最近ちょっとうんちがでて、残りはオムツに履き替えてするようになりました。娘もオムツでうんちが嫌なのか、うんちにいくのを我慢しているようで二〜三日でないときがあります。なんか悪循環になっていてどうしたら良いのかわかりません。娘にとってどうしてあげることが一番良いのか教えてください。

★お返事

オムツでないと排便できない、というのは、オムツでないと、安心して排便ができない、トイレではうまくいきむことができない、ということですね。

基本的には、トイレ排便を強制しない、というのがよい。

まず確認していただきたいのは、便秘ではないか、ということです。毎日出ているように見えても、一日分の便がすっきり出なければ便秘です。便がバナナ便で水に浮くようなら、便秘ではありません。コロコロ便で、量が少なめとか、すごく大きな便が出るなどなら、便秘が隠れている可能性があります。便を二〜三日我慢しているのが、ほんとにオムツが嫌なためなのかどうか、です。

すっきり出ない、つまり直腸に便が溜まって直腸の感受性が鈍っているタイプの便秘だと排便自体がたいへんなので、トイレ排便を嫌がり、オムツに固執する子どもが多い。楽にすっきり出せるようになると、トイレ排便が可能になります。本来、直腸は便が降りてきたら、排便行動を完遂できるもので、途中で止められるというのは、便秘型の直腸になっているということです。

文面では、ふだんはほぼ毎日排便できているようですから、もし便秘だとしても、そう強くはないのでしょう。でも、今のままだと、我慢するようになり、ほんとうの便秘になっていきそうです。

まず、ちゃんと毎日排便できるように、トイレ排便を強制しないこと。

オムツでよいから毎日良い便が出ていることを確認後（もうすでに確認されているとは思いますが）、トイレでの排便が楽にできる方法を考えます。

便がやや硬め、量が少ないということなら、便を柔らかくして量を増やすことも楽に出すためには必要です。根菜・海草・きのこ類などの便量が増える食品を増やすなどの食事の調節、オリゴ糖なども効くかもしれません。ともかく食事をたくさん食べること。軽い塩類下剤の内服も有効です。

トイレ自体が怖いところ、ということはありませんか。暗い、寒い、きらいな色、置いてあるもの、など、ちょっとしたことで、トイレが怖いという先入観をもってしまい、おちついて排便できない、長くは居れない、ということがあります。繊細なお子さんでは、五歳近くてもそういう臆病な面はあります。弟さんと比べるような言動はしないように。

トイレでいきむことができるような足台は必須です。いきむときに掴まるための握《にぎ》り棒などもあったほうがよい。おむつ排便のときは、何かに掴っているのではありませんか？（立って排便する子が多い）。頑張って排便している時に、おかあさんがそばについていたほうが本人にとってやりやすいならそうしてあげる、見ないで、というなら、そばにいずに、出たら教えてね、でよい。もちろん、トイレでうまくできたら、褒める。

ここで書いたようなことは、すでに試みた、かもしれませんね。それなら、「基本的には、トイレ排便を強制しない」のが「一番良いこと」です。

ご本人も内心では、おむつ排便は　マズイと思っています。が、あと一歩が踏み出せない。成長すれば（心身ともに）、かならずトイレ排便になりますから、あわてずに待つ。あまり親がうるさく言わないほうがよい。親の仕事は辛抱です。「本来はトイレでするものだけど今はまだオムツでもいいよ」、というスタンスで、オムツを用意してあげる。
「どうでもいいのよ、困るのはあなただからね」ではありません。時々トイレに行ってみる？と促してみる。

排便行動だけが人より遅れていても、他はとてもいい子だと思います。ひとつぐらい遅れたところがあってもいいではありませんか。

◇◇◇◇◇◇◇◇◇◇◇◇◇

2. 学校では——先生がたへ

小学校では排便について、どういう対処をするのがよいでしょうか。

(1)全般的なこと

大事なのは、**排便を学校でのタブーにしない**こと、**排便の話ができる場**であることです。

子どもにとって、便意を我慢することはよくないことです。直腸に便を溜める癖をつけてしまうことがあるからです。もちろん大人にとっても、よくないのですが、知的な判断力のある年齢になると、ある程度は便意を我慢するということにうまく対処できるようになります。小学校一～二年では授業中であっても、便意を我慢させず、トイレに行かせた方がよいでしょう。このとき、トイレに行きたい、ということを言い出せる場であることが必要です。

学校では、「**早寝、早起き、朝ごはん**」という標語で、基本的生活習慣を身につけることを重要にしています。排便も重要ということで、朝の排便をすすめている学校もあります。どれも大事なことです。しかし、それができる子どもばかりではありません。学校で便意が出たときに、朝排便していないからだ、と叱らないようにしてほしいのです。

実際には、慢性機能性便秘症で排便に問題のある子どもは、学校ではなかなか排便しません。緊張しているため便意が出ない、便意が出ても我慢してしまうし、我慢できるような直腸の状態です。そして、我慢することで、便秘症の病態が維持されてしまいます。我慢の挙句に漏れてしまうこともあります。授業中でも、トイレに行きたくなったら行ってもよいのだという環境を作ることで、安心して学校に行くことができます。行ってもよい、と言われれば、安心できるので、腸にもよい影響があり、腸管の過敏性で便意が出やすい子どもなどは、授業中に便意が出ることはむしろ減る可能性があります。

学校で排便するとからかわれる、ということがいまだにあります。高学年になっていくと、いじめにつながる、ということもあります。排便は誰もが毎日していること、学校全体が排便をタブーとしない文化を作り、排便についての教育をすることで、このようなことがないようにしていけるのではないでしょうか。

高学年になるにつれ、排便状態への保護者の関心はうすれていきます。子どもへの教育とともに、学校側から保護者への発信も続けてほしいと思います。

(2)学校のトイレ

多くの公立小学校のトイレは和式便器です。現在、家庭の洋式トイレ普及率が高く、商業施設はもちろん、公共の施設も洋式になっているところが多いにもかかわらず、学校のトイレは古いままです。学校の建物自体も古くて、改築ないし、立て直しが必要そうなのですが、耐震化を進めるのがやっとで、予算がつきません。掃除が行き届かなくて汚いトイレでは、小さい子どもは、とてもトイレに行く気にはなれません。学校のトイレは入学する子どもにとっては、ほんとうにカルチャーショックでしょう。学校のトイレが原因で排便の異常が発症するきっかけになったり、症状が悪化したりする可能性があるのです。せめて、多少なりともきれいにするような修理、工夫、掃除などで対処している学校がほとんどです。行政に働きかけるしかないのです。

便失禁を起こしやすい病態の子どもでは、シャワートイレが望ましいのですが、これも現実的には無理な話です。しかし、保護者が教育委員会に申し入れて、シャワートイレを作ってもらったという事例があります。

(3)排便障害をもつ子どもに対する配慮：主に便失禁に対する配慮

小学生でみられる排便の異常で、多いものは慢性機能性便秘症です。器質性的疾患では当然、原因疾患の治療と排便のコントロールが必要で、治療機関と連絡をとり、それに合わせた配慮が必要です。

排便異常が悪化するのは緊張が強い状態ですから、小学校入学、行事（学芸会、運動会）で大きな役割をするなど、子どもにとっての大きなイベントの前後は、特に注意して、保護者と連絡をとるように留意します。

慢性便秘症では、排便に時間がかかる、便・ガスの臭いが強い、硬く大きな便で水洗トイレに流れないなどの理由で、学校ではトイレに行かないこともよくあります。一年生の間は、まだひとりで排便できない子どももいます。治療する医師は、学校では排便しなくてよいような医学的な管理を指導するのですが、うまくいかないこともありますので、保護者と情報の共有が必要でしょう。

軽度の慢性便秘症、治療中の排便異常では、食事・生活の調整は、治療の重要な部分を占めます。バランスのよい、できれば和風の食事、朝食をしっかりとる、適度な運動、早寝早起き、十分な睡眠といった、基本的な生活習慣の確立がよい排便につながり、便秘の予防になりますし、もちろん、排便以外の面からも良いことです。しかし、そればかり強調し、強制することは、かえって子どもと保護者を追い詰め、自律神経を緊張させることになりかねません。

鎖肛手術後、ヒルシュスプルング病術後の子どもの中には、どうしても、便の漏れ（便失禁・下着汚染）が起きてしまうかたがいます。保護者は、漏れないような治療をしたり、多少漏れてもよいように下着を工夫したりしています。また、慢性便秘症の重症なかたは、便が漏れてしまいます。好きで漏らしているわけではなくて、努力しても漏れてしまったり、知らないうちに漏れてしまうのです。漏れた場合、子どもを叱ったり、保護者を躾けが悪いと非難しても、なんの解決にもなりません。むしろ心理的に傷つけるだけですから、けっしてしないでください。漏れたこと自体に対処して、保護者と連絡をとります。未治療の慢性便秘で漏れている場合は、治療が必要な状態なのですから、病院の受診を勧めてください。

小学校のトイレ事情

文：加藤《かとう》 篤《あつし》（NPO法人日本トイレ研究所代表理事）

●学校のトイレはどうなっているの？

私たちは見た目から非常に多くの情報を得る。見た目の大切さを伝えるこんな実験結果がある。アメリカの心理学者アルバート・マレービアン博士によると、人が他人から受け取る情報の割合は、①顔の表情五五％、②声の質三八％、③話す言葉の内容七％、である。話す言葉の内容は、一割にも満たないのだ。私たちがいかに外見的な情報に影響を受けているかが分かる。これは人から受ける情報量のことであるが、同様に空間が人にあたえる情報量も多いのではないだろうか。そうであるならば、私たちは知らぬ間に空間から多くの情報を受け取り、それによって快不快の影響を受けているのだ。

では、小学校のトイレは子どもたちにどんな印象を与えているだろう？　快適で安心して行ける空間だろうか、もしくは不快で一刻も早く立ち去りたい空間であろうか。残念ながら多くは後者である。

トイレと言えば「くさい」「暗い」「汚い」など、マイナスイメージの代名詞であり、子どもたちから「トイレの前を通るときは鼻をツマむ」「トイレに行くときは息を止めていく」という声を聞いたことがある。また「小学校でうんちを我慢したことがあるか?」という問いに対して、約半数が「我慢して行かなかった」というデータもある。文部科学省の調査によれば、経年別保有面積でみると、老朽化が進行している経年二五年以上の要改修建物が全体の七割(六五・四%、平成二三年五月一日現在)を占めている。さらに、学校教員を対象とする「学校施設に対する満足度調査」によれば、学校施設の総合的な満足度として、約半数(四七・四%)の教員が何らかの不満を感じており、その中で最も多く不満を感じているのがトイレを含む「水まわり」であった。

子どもたちに古くてくさいトイレを使用させることは、トイレのことを嫌いになりなさい、そして、トイレは我慢しなさいと強要しているようなものである。とくに小学校に入りたての子どもにとっては、すべてが新しく緊張の連続である。このようなトイレ環境では、排便のリズムを乱すことにつながってしまうだろう。排泄は、自律神経が担っているため、心の安心なくして快適な排泄はない。一刻も早く子どもたちのトイレ環境を改善すべきである。

●子どもたちはうんちをしている?

みなさんは学習指導要領をご存じだろうか? 学習指導要領とは、全国のどの地域で教育を受けても、一定の水準の教育を受けられるようにするため、文部科学省が学校教育法等に基づき、各学校での教育課程を編成する際の基準を定めたものである。ここにはそれぞれの教科等の目標や大まかな教育内容が定められている。しかし、「排泄」という文字が出てこない。つまり、子どもたちは「排泄」について学ばないし、「排泄」に関する正しい情報が得られないのだ。

前述のとおり、マイナスイメージの象徴的なトイレのすがたを目の当たりにする一方で、トイレや排泄に対する正しい情報が伝えられていない。このような状況では、子どもたちがトイレや排泄をタブー視してしまうのも当然である。

当研究所と王子ネピア株式会社は、二〇〇七年から小学校低学年向けのうんち教育プログラム（以下、「うんち教室」という）をスタートさせた。うんち教室とは学校に出向いて授業を行う出前教室である。からだ・健康とうんちのつながりを学び、「トイレ・排泄は大切である」「トイレに行くことは恥ずかしいことではない」という心を育み、健全な学校生活を送ることのできる子どもの育成を目指している。毎年、多くの学校から依頼をいただく。

二〇〇九年から二〇一〇年に「うんち教室」に参加した子ども全員（首都圏の小学一～三年生、二二校）に「うんち日記（小冊子）」を渡し、一週間のうんち回数や朝食の品数等について子ども自身に毎日記録してもらった。その「うんち日記」を回収し、一五七九人の排便日数を集計した。七日間毎日うんちが出た子どもは六〇六人（三八・四%）、七日間で二日以下は、一三八人（八・八%）、このうち七日間で一度も排便がないのは二一人（一・三%）であった（図

図1　子どもたちの排便日数集計図

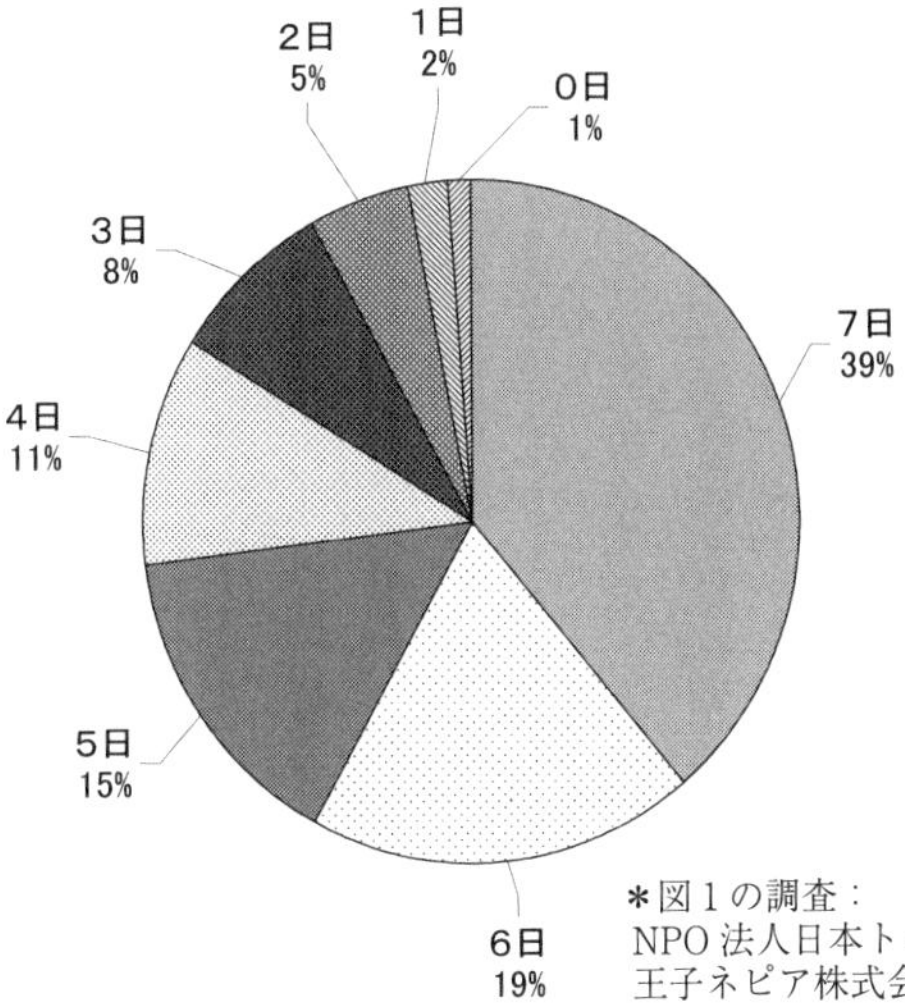

＊図1の調査：
NPO 法人日本トイレ研究所、
王子ネピア株式会社

1）。また、三日以上連続で排便がなかった子どもは、二一七人（一三・七％）であった。本調査は一週間の記録のため、この結果が常態的かどうかは判断できない。しかし、うんちに対する教育の直後で、しかもいいうんちづくりに取り組んでいるタイミングにおいて、毎日うんちがあるのは三八・四％のみという結果は軽視できない。一三・七％が便秘傾向であり、一・三％が明らかな便秘と判断できる。

二〇一〇年に東京都の私立幼稚園の保護者に子どもが和式トイレを使用できるか？と聞いたところ、「普通にできる二二八人（四一・五％）」「できるけど嫌がる二二三人（四〇・六％）」「できない六七人（一二・二％）」「経験がないので分からない三一人（五・六％）」という結果が得られた。五八・四％が和式トイレを安心してできない状況にある。この子どもたちが小学校に行くのである。

文部科学省の調査（平成二八年四月一日現在）によると、公立小中学校施設にあるトイレのう

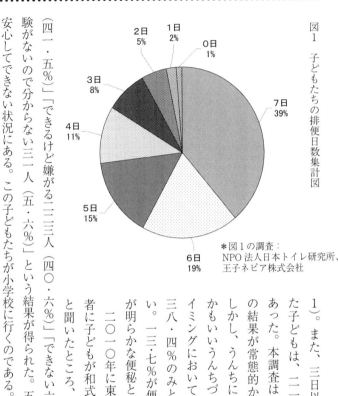

ち、児童生徒が日常的に使用するトイレ（校舎、体育館・武道館、屋外トイレ、多目的トイレ等）の全便器数は約一四〇万個であり、そのうち洋便器数は約六一万個（四三・三％）、和便器数は約七九万個（五六・七％）であった。例えば、トイレの個室が五個であれば三個が和便器トイレとなり、トイレの個室が三個であれば二個が和便器となってしまう。今は家庭のほとんどに洋便器があり、子どもたちは洋便器で育っていると考えられる。このような状況を踏まえると、家庭と小学校のトイレ環境のギャップが子どもたちに大きなストレスになっていると考えられる。

●便秘が気になりだした時期は？

最近では、学校現場から子どもの便秘が増えていると聞く機会が多い。そこで、いつ頃から便秘がはじまっているのかを調べることを調査の目的の一つとして、二〇一八年、当研究所と森下仁丹株式会社は、全国の一～三歳の子どもを持つ母親（二〇～四七歳）を対象に、インターネットリサーチで「母親と子どもの排便に関する実態調査」を実施した。

子どもが便秘状態だと考えられる人（五六八人）を対象に「子どもの便秘症状はいつ頃から気になりだしましたか。最も近いものをお選びください。」という質問をしたところ、多いものから順に「〇歳」が五三・五％、「一歳」が二一・四％、「二歳」が一四・九％、「三歳」が四・七％となった。また、「〇歳」の内訳は、「六か月未満」が二三・三％、「六か月以上一歳未満」が三〇・二％であった（次頁図版）。

図2　子どもの便秘症状はいつ頃から
気になりだしましたか？

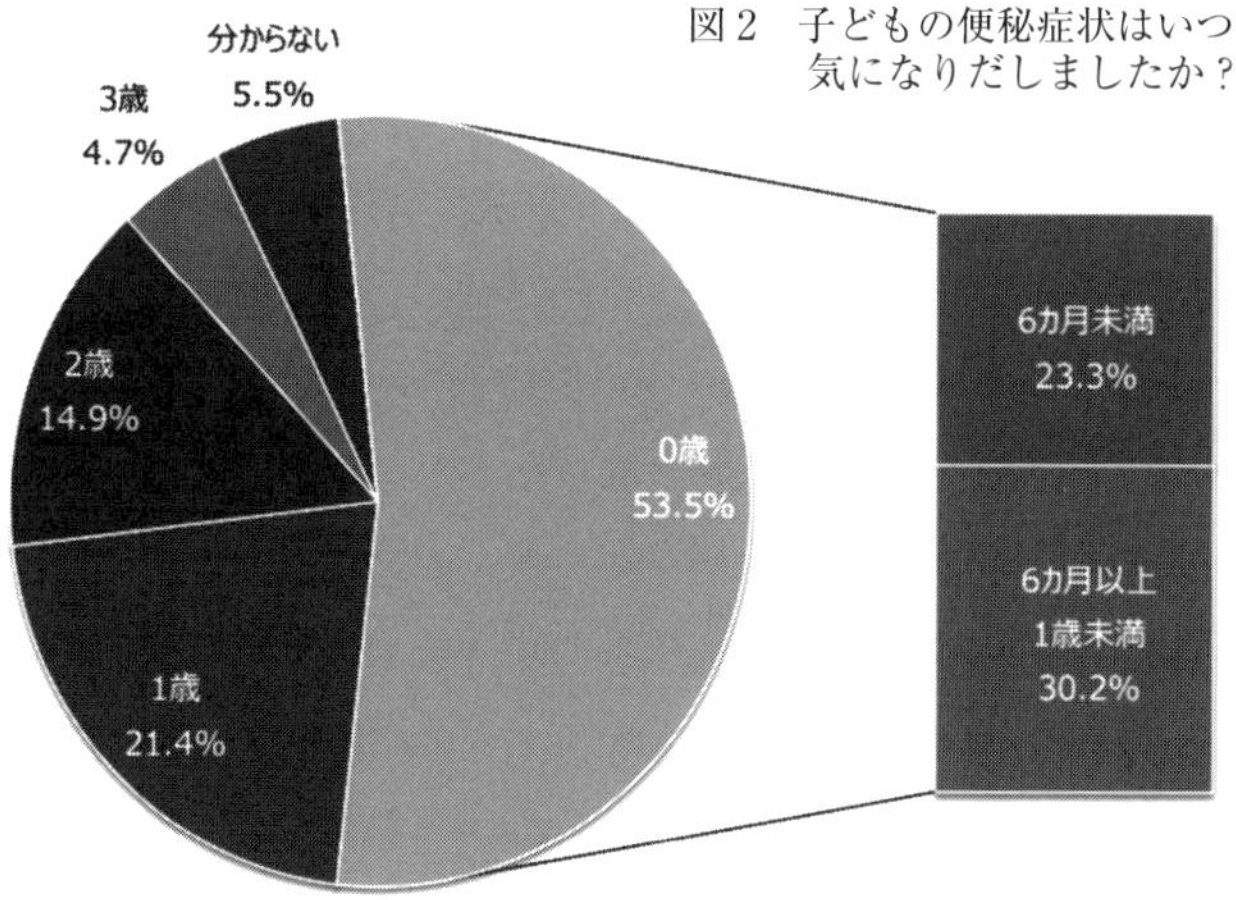

＊図2･3の調査：NPO法人日本トイレ研究所、
森下仁丹株式会社

図3　子どもの排便情報をどこで得ていますか？（複数回答可能）
子どもが便秘状態（n＝568人）、子どもが便秘状態ではない（n＝93人）

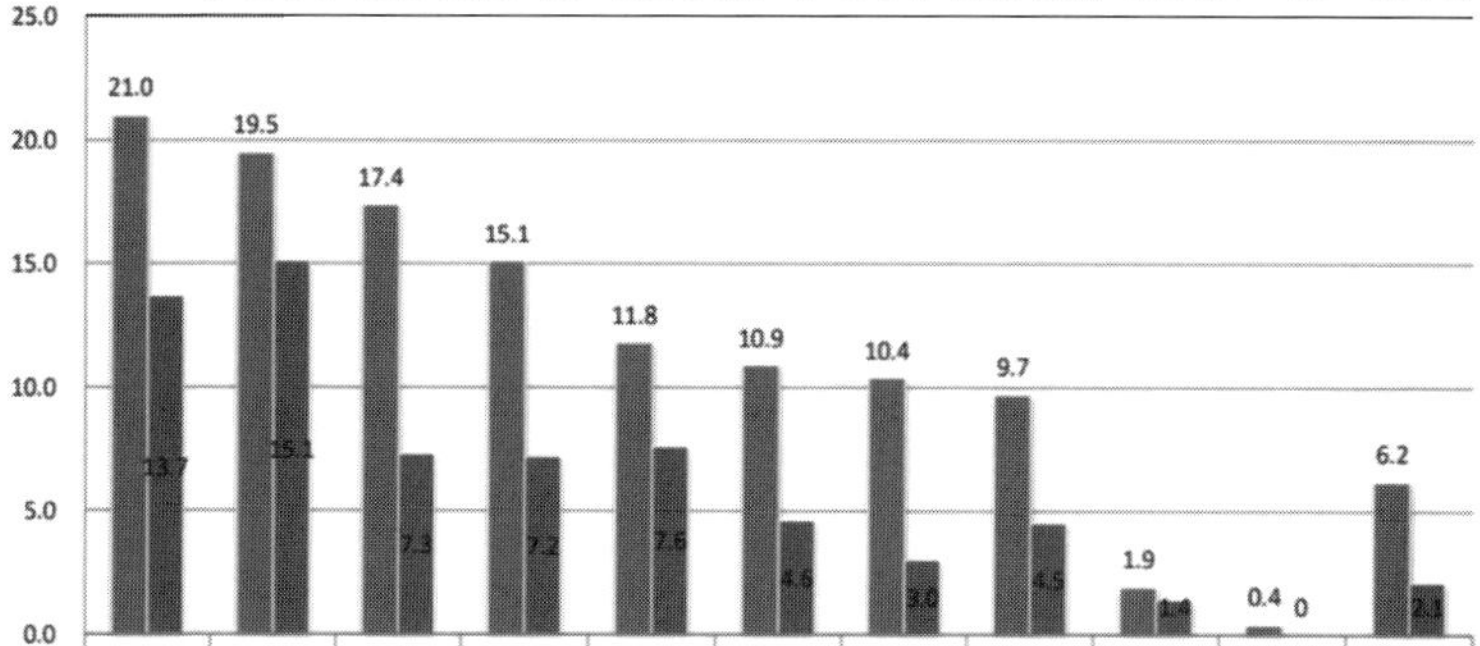

	家族	友人	保育所	保健所	口コミ	育児イベント	医療機関	SNS	育児WEBサイト	医療WEBサイト	その他
■子どもが便秘状態	21.0	19.5	17.4	15.1	11.8	10.9	10.4	9.7	1.9	0.4	6.2
■子どもが便秘状態ではない	13.7	15.1	7.3	7.2	7.6	4.6	3.0	4.5	1.4	0	2.1

＊『小児慢性機能性便秘症診療ガイドライン』掲載のRome Ⅲ診断基準において、チェック項目の該当数が2項目以上は便秘基準を満たすため、それに該当する場合は「便秘状態」とした。

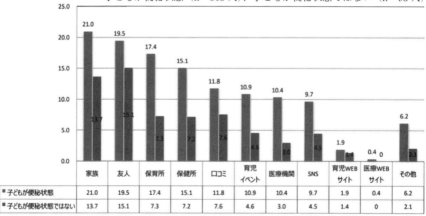

半数以上が〇歳から便秘症状を気になっていることから、出来るだけ早い段階から保護者に正しい排便情報を届けることが必要である。しかし、ここにも課題がある。「お子様の排便情報はどこで得ていますか（複数回答可）」という質問に対しては、子どもが便秘状態の場合、最も多いのは「家族」で二一・〇％、次いで「友人」が一九・五％であった。一方、子どもが便秘状態ではない場合、最も多いのは「友人」で一五・一％、次いで「家族」が一三・七％であった。母親の排便に関する情報源は、病院や保健所のような専門機関よりも、家族や友人に頼る傾向があるため、適切な情報を入手出来ていない可能性が高い。排便に関する正しい情報を発信することに加え、保護者がその情報を得やすい環境を整えることが必要である。

●トイレを楽しいところにしよう

小澤紀美子氏（東京学芸大学名誉教授）は、「学校空間は、子どもの生活の舞台であり、子どもを緊張から解放し、仲間と交流できる場でもあり、好きな場所でもあり、「居場所」でなければならない」といっている。当然学校のトイレも居心地のよい場所でなければならない。トイレは集団生活の中で唯一ひとりになれる空間でもある。また、友達同士でおしゃべりをしたり、身だしなみを整えることもある。単に排泄できればよいだけの空間ではない。しかし、学校のトイレは一刻も早く立ち去りたい空間になっているのだ。

子どもたちはもちろんのこと、教職員や保護者が積極的にかかわり、トイレを居心地のよい空間に変えていくことが必要である。トイレは、快適性、利便性、衛生性、環境配慮、ユニバーサルデザインなど、あらゆるニーズを満たすことが求められる空間である。廊下からトイレ内が丸見えになっていないか、障がいがある人に使いやすい空間になっているか、トイレ室のカギは壊れていないか、換気扇は機能しているか、トイレの照明は空間全体を照らすことが出来ているか、排水口や排水管に詰りはないか、漏水はしていないか、節水化は図られているか、鏡は寂びていないか、トイレットペーパーホルダーや予備を置いておく場所は壊れていないか、掃除道具は子どもたちが使いやすいものであるかなど、チェックポイントは数多くある。子どもたちと一緒に考えることで、総合的な学習にもなる。

素人が工事を伴う改修を実施することは難しいが、少しの工夫で変えられる方法がある。当研究所では、子どもを中心に、教職員や保護者等と一緒になって、トイレを変身させる活動を提案している。その名は「トイレカーペンターズ」。これまでに、宮城県気仙沼市立松岩小学校、群馬県高崎市立倉賀野小学校で実施した。まずは、子どもたちにトイレの授業を行う。その後、週末の二日間程度でトイレ掃除、補修、ペンキ塗り、左官、そしてマスキングテープなどでデコレーション（飾付け）する。ここでのポイントは、大人と子どもが一緒に作業をすること、そして仕上げのデコレーションを楽しむことである。楽しさを共有することで、トイレという場に親近感や愛着が生まれる。トイレカーペンターズを行った学校から、子どもたちが積極的にトイレ掃除に携わるようになり、トイレをきれいに使うようになったとの報告をいただいた。

家庭でもトイレ掃除やデコレーションを子どもと一緒に取り組んでみてはどうだろうか？　大切なことは子どもと一緒に取り組み、大人が楽しんでいる姿を子どもたちに見せる。また、自ら環境を改善する力があることを子ども自身が知ることである。

◎倉賀野小学校・
トイレカーペンターズ

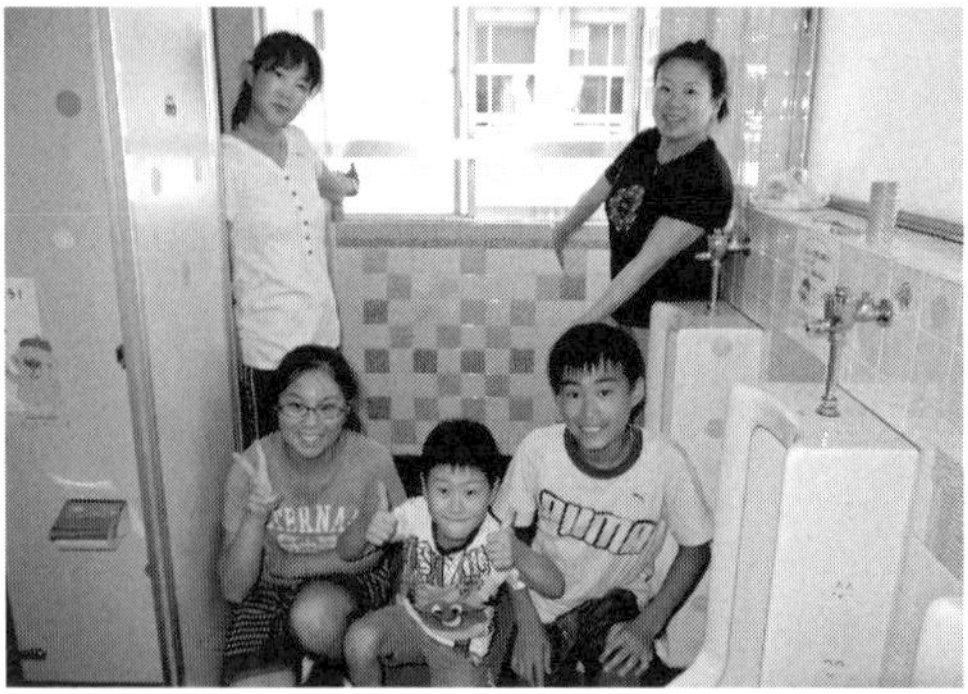

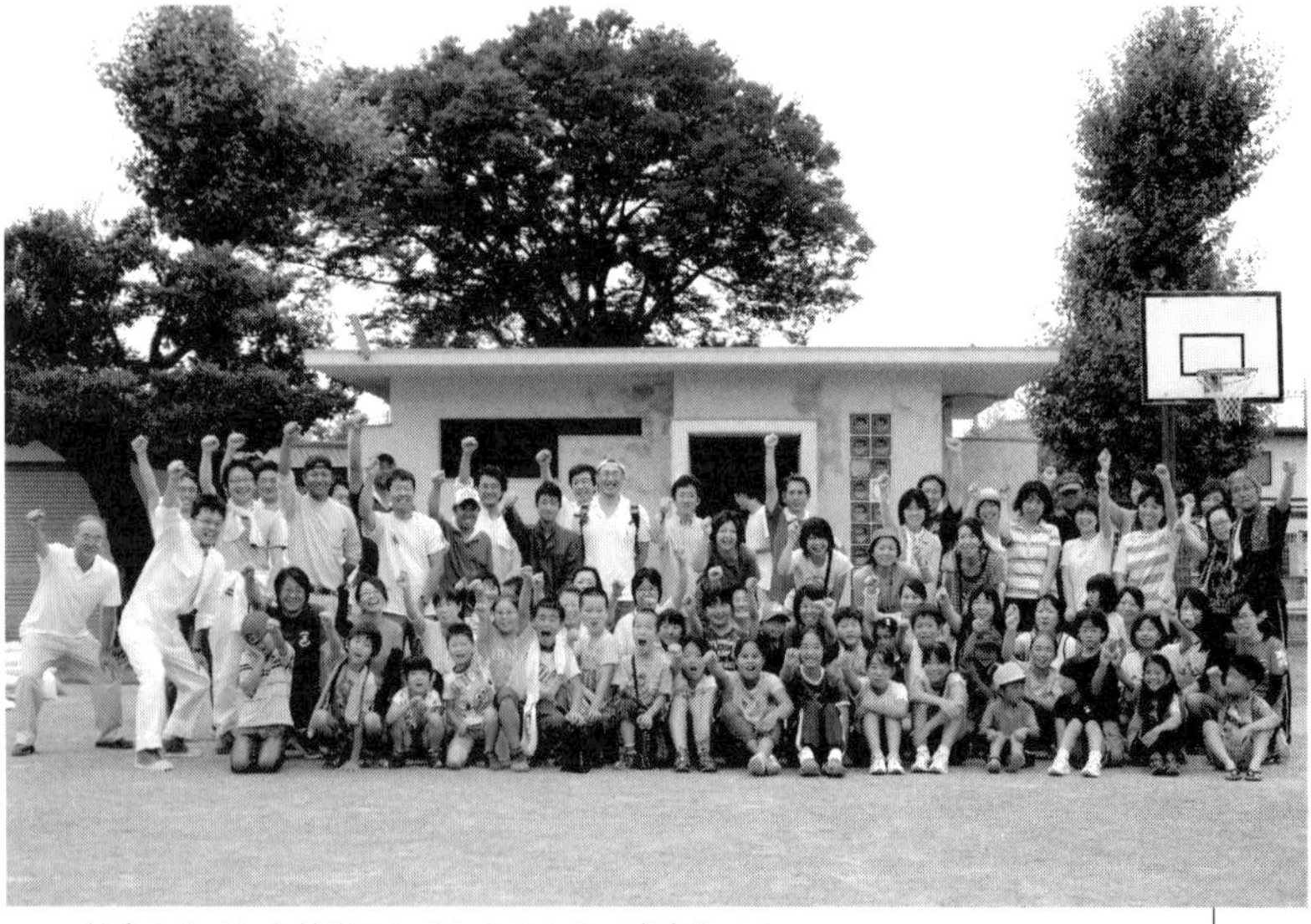

校舎のトイレと校庭のトイレをみんなで変身させた

★便秘がなおって、いきいき毎日

◇◇◇◇◇◇◇◇◇◇◇◇◇◇◇◇◇◇◇◇◇◇◇◇◇◇◇◇◇◇◇◇◇◇◇◇◇◇

ハヤト君は、小学四年生です。便失禁のために外来を受診されました。

初診までの経過：

二歳頃から、まとまった排便はめったになくて、オムツパンツにしょっちゅう便が出ていました。トイレトレーニングは、家族の事情で積極的に行うことができなかったのですが、排尿はトイレでできるようになりました。でも、排便のためにオムツパンツにしていると、そのままオムツに排尿します。

排便が頻回で、それをオムツに出している状態のまま幼稚園に行き、入学しました。少量ずつ排便し、まとまった量の便は、家族が知っている限りでは、ほとんどありません。排便したそうにして、それをガマンしているようなそぶりもありましたが、はっきりしません。

学校から特に問題視はされていませんが、常時パンツに便を漏らしているので、以前から心配していた家族と共に来院したのです。

初診時の診察所見：

おなかの診察で、臍の上まで大きな塊がみられ、隆起していました。便塊です。肛門の診察で、便が肛門ギリギリまでいっぱい溜まっていました。皮膚は白っぽくカサカサしていました。

治療経過： 家庭に事情のあるかたで、便秘症の程度も強く、四年生と年齢も大きいことから、入院治療を勧め、保護者も同意しました。

約一週間の入院で、大量に溜まっていた便を出しました。三日間で二kg以上の便が出ました。また、器質的疾患の有無をみるための検査もいくつか行い、異常がなかったので、慢性機能性便秘症の診断となりました。かなり良くなり、自宅でもやっていけそうなので退院しましたが、その時点で、便が緩くて少しだけ漏れる（便失禁）状態でした。緩下剤など、内服薬は使っていません。

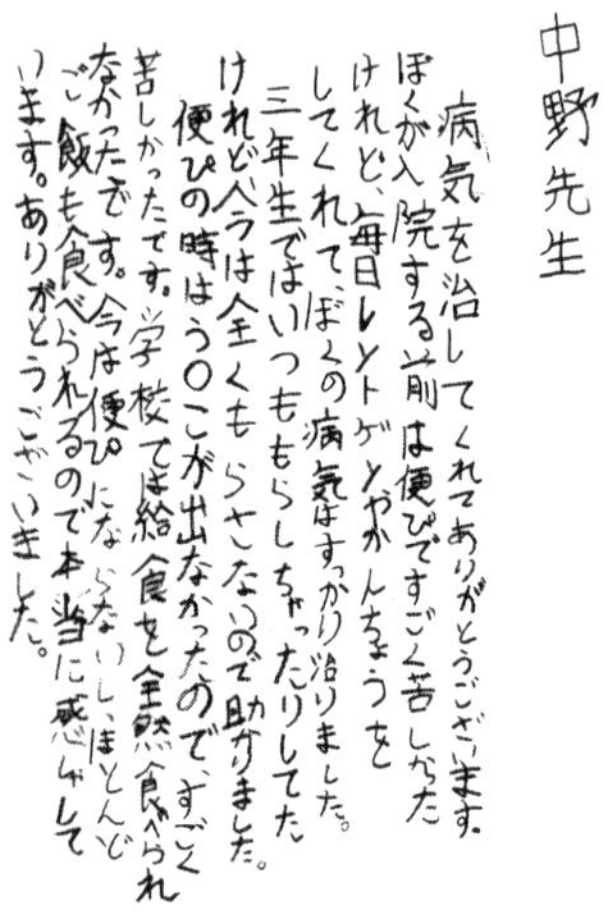
中野先生
病気を治してくれてありがとうございます
ぼくが入院する前は便ぴですごく苦しかった
けれど、毎日レントゲンとかかんちょうを
してくれて、ぼくの病気はすっかり治りました。
三年生ではいつももらしちゃったりしてた
けれど今は全くもらさないので助かりました。
便ぴの時はうOこが出なかったのですごく
苦しかったです。学校では給食を全然食べられ
なかったです。今は便ぴにならないし、ほとんど
ご飯も食べられるので本当に感しゃして
います。ありがとうございました。

小学校四年生・ハヤト

退院後は、毎日一回浣腸をしてもらいました。まもなく便に形ができてきて、便失禁やパンツの汚れは全くなくなりましたが、自分で排便することはありません。

みちがえるように食欲が出て、とてもよく食べるようになり、楽しく通学しています。

便がやや硬くなってきたので、退院二週間後より、内服薬を少量開始しました。

内服を開始したところ、治療開始からちょうど一か月目に、自分で排便するようになり

ました。以後、浣腸は不要で、少量の内服でほぼ毎日排便があります。出ないのは週一回ぐらいです。顔色もよくなり、皮膚状態も徐々によくなりました。

このかたに、治療開始八か月目の時に、便秘の治療をしたことの感想文を書いてみて、と頼んだところ、書いてくださったので、お手紙をそのまま貼付します（前頁）。

◇◇

★解説

典型的な、便塞栓・溢流性便失禁のかたです。

初診のときにお会いした時は、こんなに進行した便秘症で、ほんとうに学校で問題（集中力がない、落ち着かない、給食を食べない、便臭がするなど）がなかったのだろうか、健康診断は受けなかったのだろうか、と思いました。また本人も便秘、便の漏れをあまり苦にしていないようにみえていたのですが、実際には、あたりまえですが、とても苦しんでいたのです。小さい時からその状態が続いていたので、苦しいのがあたりまえになり、それをよくしよう、という発想が、本人には出てこなかったのです。また、入学前から続いていたので、学校側も、何かおかしい、とは思わず、そういうタイプと思い込んでいたのでしょう。

治療後は、外来で拝見しても、とてもいきいきした少年になっています。

3．大災害時の排便問題――大人も子どもも

災害、事故などの非常事態では、その直後から数日間は、極度の緊張状態、つまり交感神経優位の状態です。身体に大きな損傷がなければ、災害にもかかわらず、むしろ高揚した気分で非常事態に対処しようとします。

交感神経優位では、腸管運動は低下し、便秘傾向になるかたが多いのですが、一部では協調運動不全のため、腹痛・下痢をきたすかたがいます。食欲低下、食品が入手できない、などで食事がじゅうぶん取れない、偏った食事内容になる、冷えた食事しかない、ということで、便秘傾向はさらに悪化します。

災害のすぐ後に、交感神経を休ませ、副交感神経がよく働ける環境、安心できる生活環境を提供するべきですが、実際にはそれはむずかしいことです。災害自体がたいへんな悲嘆をもたらすだけでなく、たとえば大地震なら余震が続きますし、ライフラインの途絶での不自由な生活、あるいは避難所での生活、先行きの不安などなど、つぎつぎと、強いストレスに曝されます。

幸か不幸か、人々は徐々にそれに適応していきます。その過程で、腸管の機能を含めて、身体は元に戻っていくのですが、もともと腸の弱い人、便秘傾向にあった人、腸の病気が基礎にある人は、腸の機能が悪化しやすく、いったん、ふだんよりも悪化してしまうと、なかなか元のレベルに戻らないことがあります。悪化した状態が固定してしまうこともあります。

排便環境の悪化が、その状態に拍車をかけます。下水道が使えるようになるのに時間がかかることもあるでしょう。避難所での集団生活では、トイレはたいてい不足します。トイレ不備により、トイレに到達することが困難（遠い、戸外、階段、順番待ちが長いなど）、トイレ環境が悪い（寒い、暗い、汚い、狭い）、安全面の不安、などでゆっくりと排便できない、洋式トイレがなくてうまく使えない、汚物処理ができないため排泄量を減らしたい、このようなことから、意識的にもなるべく排便を控えようとします。

意識的にも、無意識的にも、腸管の状態が悪化していくのです。便意を我慢したり、食事量を減らすかたもいます。

トイレに歩いて行くという最低限の運動を控えることで、もともと体力のないかた、高齢者では、筋肉が減少して、それも排便困難を助長します。

●大災害時の排便の異常と配慮するべきこと

排便で困っているかた、それをケアしているかたはもちろんですが、非常事態下で、そのグループないし地域のリーダー役のかたにぜひ、排便のことも知っておいていただきたいのです。

⑴下痢を起こしている場合

感染性の下痢の可能性は、まず考えなくてはなりません。食品からの汚染による下痢の他に、下痢の原因となる菌が腸管内に潜在的に常在している場合、強いストレスによって、免疫能が悪化し、症状が出ることがあります。水様性、粘液が多い、血性などの下痢便には、特に注意が必要です。集団生活では、手洗いや、清掃はもちろんですが、感染が広がらないように排泄物とそれに関するものを別処理するなどの感染対策が必要です。可能なら、感染者と思われるかたのトイレは別にするべきです。

過敏性腸症候群を含めた自律神経協調運動不全の下痢の場合は、緊張状態で、腹痛・下痢をおこすのですが、排便すれば一時的に楽になります。自分でそういうタイプということをわかっているかたが多いので、トイレに行きやすいような配慮をするのがよいでしょう。

潰瘍性大腸炎などの炎症性腸疾患を持っているかたでは、ストレスにより原病が悪化し、下痢が増えることがありますので、早目に医療機関に受診する、あるいは受診できるように手配をしてください。

(2)便秘症の場合

非常事態では、基本的には誰もが便秘傾向になります。

もともとが健康な排便状態であれば、一時的に便秘傾向になっても、徐々に元に戻っていきます。もともと便秘傾向のかたでは、強いストレスがきっかけとなって、便秘が悪化することがあります。特に高齢者と幼児では、症状をはっきり自覚せずに、あるいは自覚しても訴えにくい状況ですので、腸閉塞になってはじめて便秘が重症化したのだと判明することさえあります。便秘の悪化で、排便困難で苦しむだけでなく、極度のいきみや迷走神経反射などで、心・血管の異常をきたすこともありえます。

排便環境を整えることが重要ですが、排便状態についてのチェックを周知し、便秘なら早目に医務室を受診し、投薬を受けるほうがよいのでしょう。

(3) 排便障害があり、補助を要している場合

病気を持っている、ないしは、障害があるがそれをうまくコントロールして普通の生活を送っているかたがたがいます。極度のストレスで原疾患が悪化すると、避難所では対処できなくなりますので、むずかしそうなら、早目に、もともとかかっていた病院の担当医に連絡し、受診ないし入院することを考えましょう。その病院が対処できない状況でも、医師同士には連絡網があり、適切な病院を紹介してもらえます。連絡が取れない場合は、到達可能な大きな病院ならどこに行っても、なんとか対処してくれます。入院するほどの状態ではないなら、なんとか避難所でも生活できるように工夫します。

排便障害のコントロールが悪化すると、便秘でも、下痢でも、便が漏れる事態に陥ることがあります。便の漏れは、共同生活の妨げになり、個人の尊厳を著しく損ねます。できるだけ普段の排便コントロール法を持続する工夫をしてください。

①ストーマ保有者（オストメイト）：

肛門ではなく、腹壁に造設した腸管の開口部（ストーマ）から、便を排泄しているかたです。尿路のオストメイトもいます。「装具」を用いて便の始末をしていますが、これには何種類もあって、

自分の状態に合う装具を使っています。装具は、毎日ないし、五日に一度ほどで交換するのですが、手持ちがない場合は、「ストーマ用品セーフティネット連絡会（ＯＡＳ）」が災害用の共通装具を無料で配布、緊急輸送しています。そのかたのかかりつけの装具販売店、または病院に連絡します。連絡できない場合は、どこの病院でもよいから皮膚・排泄ケア認定看護師、あるいは日本オストミー協会などに直接連絡します。

オストメイトは装具に溜めた便を一日に何度かトイレに捨てています。便を出しやすいようにトイレの環境を整えましょう。また、装具の交換にはある程度の作業スペースが必要で、ストーマ周囲皮膚を洗浄する温水設備もあったほうがよいのですが、清浄クリームで代用可能です。狭く暗い仮設トイレ内では困難なので、交換するための個室空間を、医務室内などに確保します。

②排便障害で、強制排便などを行っている場合

強制排便とは、一日（〜数日）に一度、補助手段を用いて排便する方法で、これを行わないとすぐに便の失禁（便の漏れ）・下着汚染を来すかたから、緊急時は数日行わなくても大きな問題のないかたまで、程度はさまざまです。具体的には、排便に関する筋肉・神経の障害のあるかた（器質的障害の項を参考にしてください）と、慢性便秘症の高度のかたです。病気の程度、避難所での集団生活の状況に応じて、治療を続行するかどうか決めるのですが、悪化すると元に戻りにくいということを踏まえて決めてください。

灌注排便法を行っているかたでは、行うためのスペース、一〜二ℓの水が必要です。器具がなけ

れば、既成のものを工夫します。

浣腸による排便を行っているかたで、グリセリン浣腸液が入手できなければ、薄めた石鹸液、薄い食塩水、薄めたお茶、ふつうの水でも代用できます。使う器具がなければ、そこにあるもので工夫します。

③オムツ排便について

高齢者、身体障害者、幼児などで、トイレ環境が整わない時は、困難で危険な戸外のトイレよりも、避難所内でのポータブルトイレ、ないしオムツに排便することを考慮してください。

その場合、トイレのような個室に準じた環境はもちろん必要で、例えば、乳幼児用のオムツ交換室を用意し、そこをポータブルトイレ、ないしオムツで排便する部屋にも使います。もともと時々はオムツ型パンツやパッドを使用している人なら、オムツ排便は可能ですが、経験がないと意外と気持が悪くて難しいかもしれません。横向きになれるマットなどがあったほうがよいかもしれません。

排泄、特に排便は、日常生活が健康的であることが、うまくいく条件です。非常事態ではもともと健康な人でも排便状態が悪化し、そのために生活が障害されます。実際に、今までの避難生活での感想をきいても、便秘で困ったという意見は多いのです。まして健康弱者では悪化しやすい、さらに健康弱者は、声を上げにくい人でもあります。排便のことは特に訴えにくいことではないでしょうか。

排便は、すぐには命には関わらないかもしれません。しかし、人間の尊厳に関わることです。排便がスムースであれば、食べる意欲も出て、元気が出てきます。排便の環境を整える事は、人間の生きていく力をとりもどすことにつながるのです。

Chapter 7
おわりにかえて

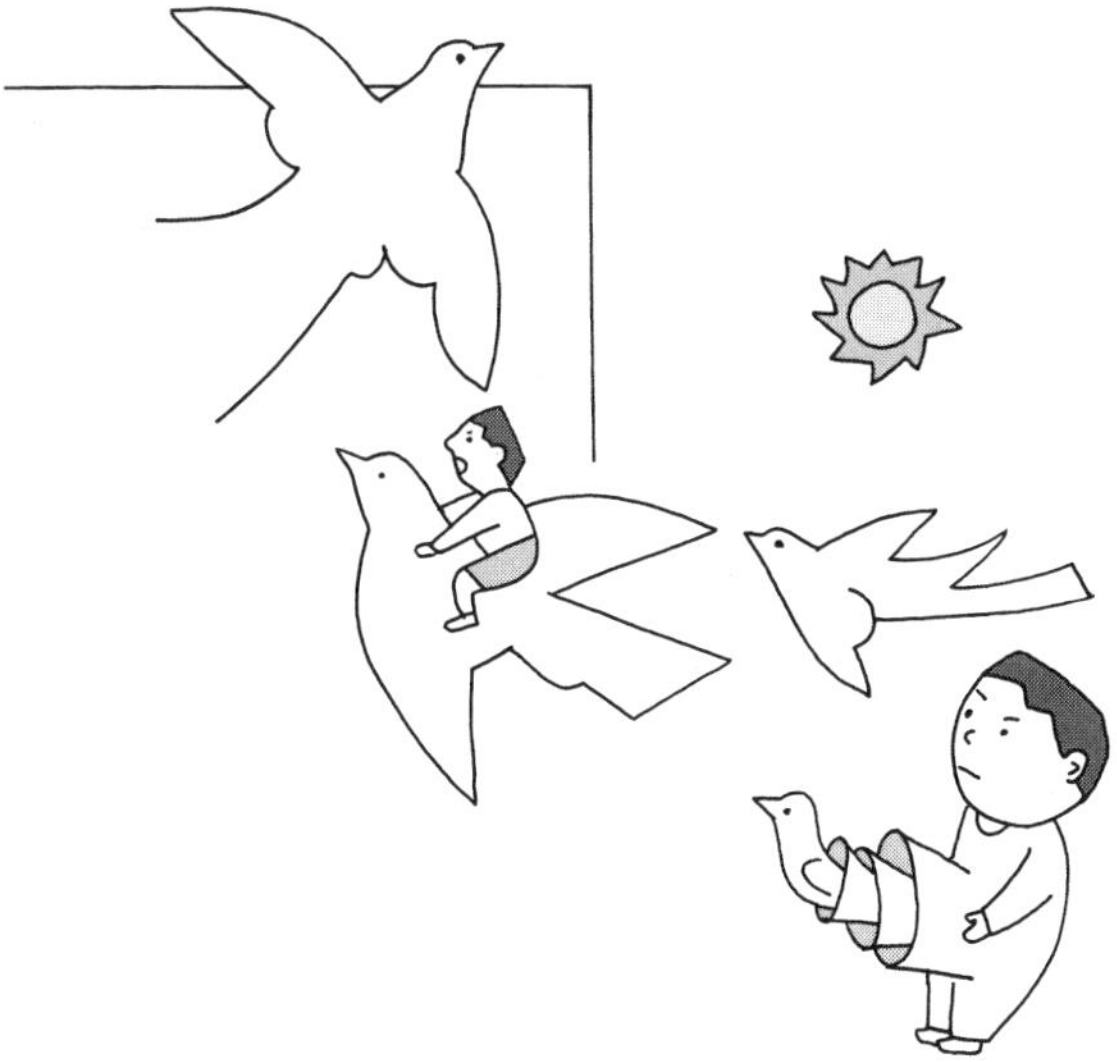

この一〇年間に、一〇〇〇例以上の排便に困った子どもたちをみてきました。それを通して、私自身も、たくさんのことを学びました。

患者の多くの方が、困り果てて、なんとか排便を扱っている外来はないかと探し当てての来院です。複雑な病態に陥ってしまっているかたも少なくありませんでした。

典型的な幼児の慢性機能性便秘症のかたの治療経過と、お母さんの感想文をみてください。治療開始から一年たち、まだ治療中ですが、便秘症自体はほぼなおっています。しかし、排便に対する恐怖は完全にはとれていませんので、時々外来で拝見しているかたです。

◇◇◇◇◇◇◇◇◇◇◇◇◇◇◇◇◇◇◇◇◇◇

●三歳八か月　ゆたか君

◎病歴と診療経過

離乳食を開始したら、便が硬くなったが、普通に毎日一〜二日に一回出ていた。

一歳六か月：夏に便秘になった。四〜五日に一回、苦しそうに排便。酸化マグネシウムの内服で、軟便になったが、間隔はかわらず、苦しさは改善した。

二歳一か月：転居。内服なしで、二〜六日に一度の排便だった。

二歳四か月：風邪をひいたら、治った後（抗生剤内服後）、排便できなくなった。イチジク浣腸一〇mlでなんとか出る。五日に一度浣腸して三〇分ぐらいかけて出す。出始めは硬いが出終わりはゆるい便。便意が出るが、出せずに苦しそうな時は、二日ぐらい間隔でも浣腸した。本人は排便がこわくなっている。

二歳六か月：中野先生に初診。浣腸、毎日の指示。二週間後、酸化マグネシウム開始。

二歳一一か月：浣腸を毎日していたら、自分で排便しはじめ、自分で出したり、浣腸続いたりだった。浣腸には協力的になっていた。

三歳二か月：自分での排便が続いて、週一回くらい浣腸を要した。硬くて出せないときは、本人自身が浣腸すると言う。

三歳五か月：酸化マグネシウム内服を一日一回でほぼ毎日自分で排便する。一日出ないときは、自分で浣腸するかどうか、決めている。

三歳八か月：浣腸ずっとしていない。内服が週一～二回。まだ立位でオムツに排便している。排尿はオマルでできる。

◎母親の感想：初診から一年一か月後

アンケートを記入して、ウンチに対して親子共にストレスがなくなっていることに気づき、改めて感謝しています。

いつの間にか気づいた時は、息子は便秘で苦しんでいました。五日に一回くらいしか出ず、いつも泣きながら何時間もかかってウンチをし、疲れ果てていました。好きな遊びにも集中できず、外遊びにも行かず、自宅にいることが多くなりました。

近所の小児科の先生に何人か相談しても、食事に気をつけること、運動すること、水分を摂ることなど言われるだけで、そんなこと、もうずっと以前から取り組んでいるのに、これ以上どうすれば良いのかと途方に暮れる日々でした。仕方ないので、独自の判断で五日に一回ほど浣腸をしておりましたが、それが良い方法なのかわからず、とても不安に思っていました。

どうしようもなくなり、インターネットでいろいろと調べていたところ、中野先生の記事を拝見しまして、受診させていただくことが出来ました。

浣腸や薬は癖になるから良くないと、何人もの小児科医がおっしゃっていましたが、中野先生の治療方針には納得できましたので、先生の指示通りに、きっちりと浣腸と服用を続けました。治療開始時の毎日の浣腸は、泣き叫ぶ息子を押さえつけての本当に辛いものでしたが、とにかく指導に従っていると、日に日に便秘が改善していく実感がありました。

疑問点やわからないことがあっても、毎回丁寧に教えてくださり、安心して治療を続けてこれました。便秘ということで、診ていただいておりますが、ウンチが毎日きちんと出ることによって、食事の量も増えました。ごはんがしっかり食べられるようになったら、貧血気味だった顔色が良くなりました。やせ気味だった身体がしっかりとしてきましたし、身体つきが良くなってくると、たくさん動けるようになりました。便秘だけではなく、少食なこと、貧血気味なこと、やせていること、疲れやすいことなど、悩んだり心配していることがいくつもありましたが、便秘の改善によって、すべてのことが、良い方向へ変わったと思います。ウンチを出すということが、どんなに身体にとって大切なことなのか、教えていただくことが出来ました。

息子のウンチのことで頭がいっぱいの日々で、ウンチのことしか考えられなくなっていた母親でしたが、今はシンプルに、ウンチは出せばいいと思っています。そう思えること、息子のウンチが出ること、本当にストレスがない、幸せなことだ、と感じています。

この一年二か月にわたる中野先生のご指導に心から感謝しております。

ウンチは一生ついてまわるものなので、これからも気を配っていかなければなりませんが、もうウンチはこわくありません。

◇◇◇◇◇◇◇◇◇◇◇◇◇◇◇◇◇◇◇◇◇◇◇◇◇◇

便秘を改善することで、ゆたか君は別人のように変わりました（184頁にゆたか君の絵掲載）。治療開始一年目に、お母さんに書いていただいた感想文を読むと、便秘症の治療を通して、このお母さんが、ゆたか君の身体を前向きに見るように、つまり肯定的にかかわることができるようになっていったのがわかります。

「たかが便秘」のために、彼の生活はふりまわされていました。排便がないと、落ち着かなくて遊びにも集中できず、食欲もない。親はなんとかしたいと、よいといわれていることは、なんでもしてみました。でも、どれも有効ではなくて、どうしたらよいのかわからなくなっていました。

そして、慢性機能性便秘症としての治療を開始したのですが、行ったことは、ただ、溜まっている便を出す、そのことだけです。溜まっていることで困っていたから、溜まっているものを出した。特別なことは何もしていません。ひたすら排便をさせていただけです。

そんな簡単そうに聞こえることが、その前はできなかったのです。そのやりかたを親ごさんに教えただけで、ゆたか君をふりまわしていた症状はすぐによくなり、便秘症そのものも、徐々によくなっていきました。もちろん、良くなっていく過程での治療は、たいへんだったのですが、溜まっているものを出しましょうということを納得して、治療を続けることができたのです。便秘に伴う苦しさがとれたら、自然によく遊び、よく食べ、よく眠る子になりました。もともとゆたか君は、そういう元気な子だった、本来の力が出てきた。力が出れば、便秘症にも良い効果が出てきて、便秘の悪循環から、良い方向に回るようになりました。

ゆたか君のお母さんは、最後に感謝の意を述べていらっしゃいますが、感謝したいのは、こちらのほうです。よく、がんばって毎日の地道な努力をしてくださった、そして、私が、最も理解していただきたいこと、子どもの身体をしっかりみる、という考え方を身に着けてくださったこと。

たくさんのかたを拝見して、どの子どももみなそれぞれ違いがあるように、便秘症という病態の基本は同じでも、その現れ方は、ひとりひとり違うことを、改めて実感しました。

みな違うのですから、便秘症の治療のゴールも違っていてよいと思います。きちんと治療して、全く普通の排便状態、つまり、毎日良い便を出すことができるようになったかたもいれば、治療途中で治療が面倒になって、軽度の便秘症のままで通院を止める、というかたもいます。重症でも、子どもが嫌がるから治療を止めるというかたもいるでしょう。

途中で止めても、今、その子どもの排便がどういう状態にあるのか、ということをわかっていればよい、と思っています。そうすれば、また悪化したときに治療を再開してもよい。あるいは成長とともに自然によくなった、ということも観察できるでしょう。

子どもが、子どもであるがゆえにひとりでは判断できない身体の異常について、親が目を届かせていること、そういう目を持っていること、その重要性に気づいていてくださればよいのではないでしょうか。

便秘にならないようにするには、生活習慣を整えることがとても大事だけど、それだけでは、うまくいくとは限りません。ひとりひとり、からだの能力、感受性も異なるし、成長の早さも異なります。そのわずかな違いで、幼い子どもの便秘症ができあがってしまうと、便秘症としての対処をしなければならないこともあります。そのことをわかっていただけないかたが、まだまだ多いために、親も子も迷っています。

便が溜まっているのなら、出せばよい。排便できなくて困っている幼い子どもにむかって、頑張って出しなさい、という精神論はやめて、出せるように手助けすればよい。食事で出せるようになるなら、それでよいし、薬を使ったほうが楽なら、そうすればよい。幼い子どもには手助けが必要です。

それだけのことをわかっていただくために書いた本です。

この本を読んで、ひとりでも多くのかたが排便について、関心をもっていただけることを希望しています。

最後に、排便の外来を支えてくださった、院内の多くのかたに感謝します。いっしょに働いている小児外科、小児科の先生たち、忙しい中で人手も時間もかかる排便外来を、続けさせて下さった病院の管理者、手間のかかる処置をし、母親を励ましてくれた看護師のかたがた、このかたがたなしで、ひとりでできる外来ではありません。でもみんなが、よくなっていく子どもたちの笑顔をみたくて、続けてくれました。

また本著に、「小学校のトイレ事情」をよせていただいた加藤篤さんと、ＮＰＯ日本トイレ研究所のみなさんにも感謝したい。

本を書くという作業のガイドをしてくださった、言叢社の五十嵐芳子さんに感謝します。

書くことで、この一〇年をふり返り、出会えた、たくさんの子どもたち、親ごさんたちに、あらためて感謝しています。

再出発の日、五月九日

第三版・改訂増補へのあとがき

初版（二〇一五年）の時に、「この一〇年間で一〇〇〇例以上の排便に困った子をみてきました」と書きましたが、二〇〇四年七月から今年二〇一九年七月までに、排便で困ったかたを二三〇〇人ほど、さいたま市立病院小児外科で受け入れてきました。もちろんこの他に小児科でも軽症から中等度の便秘は診ています。この中には、器質的疾患のかたも含まれていますが、ごく一部です。

第三版は、初版の文章を見直し、初版からの四年間の経験と勉強したことを含め、意図が伝わりにくいところを直し、考えが微妙に変わったところ、もっと強調したいところを入れました。また、昨年（二〇一八年）に、子どもに使える便秘の内服薬が一つ加わりましたので、薬のところを、おとなに使う薬も含めて書き直しました。

多くの排便の悩みにお付き合いしていますが、子どもの便秘症に対する、私自身の基本的な考え、スタンスは初版から四年たった今も変わりありません。しかし、便秘症はほんとうにさまざまだな、それぞれのかたに合わせた治療を考えていかなければと、あらためて思います。きわめて重症の進行した便秘症のかたも来院されていますが、まだ軽症で、かかりつけ医でじゅうぶんみていただいているが、心配で来院され、お話しだけで終わるかたもいます。やはり、インターネットで情報を得ようとするかたが多いのですが、医学的にみてどうなのかなという情報で動いてしまう保護者のかたが、まだまだ多いようです。特に、おとなの便秘と子どもの便秘の違うところ、こどもの気持ちをおとなの論理で判断してしまいがちなことを、もっとわかっていただきたいと思います。それは、こどもの医療、保育・教育に携わるかたがたの教育講演を行っている際も、感じるところです。

最後に、排便を通して、からだのことをもっと考えてほしい。認知機能を伸ばす教育にばかり注目せずに、からだの感覚を大事にしてほしい。子どもたちは、これから長寿社会を生きていくのです。自分のからだのことは、自分で判断でき、自分の身体を信じることができるようになっていってほしい。

〈ヒポクラテス〉

- すべての病気は腸から始まる。
- 健全なる身体を心がけるものは　完全なる排泄を心がけねばならない。

二〇一九年しはす　著者

索引

中野美和子　なかの みわこ
福井県出身。神戸大学医学部卒。
慶應義塾大学外科、国立小児病院、
成育医療センターを経て、
さいたま市立病院（小児外科部長）退職後非常勤。
現在、神戸学園理事・校長。
吉川小児科、熊本大学小児外科・移植外科、非常勤。
日本小児外科学会指導医。
排便外来を開設し、先天性の疾患、先天性疾患で手術を受けた後の長期フォローだけではなく、一般の子どもの難治性便秘、便通異常、便失禁の治療も行っている。
鎖肛の会顧問。

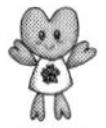

赤ちゃんから はじまる 便秘問題
——すっきりうんち してますか？

著者 中野美和子

2015 年 5 月 27 日　初版
2020 年 2 月 6 日　第 3 版・改訂増補

発行者　**言叢社同人**

発行所　有限会社 **言叢社**

〒101-0065　東京都千代田区西神田 2-4-1　東方学会本館
Tel.03-3262-4827 ／ Fax.03-3288-3640
郵便振替・00160-0-51824

印刷・製本　シナノ印刷株式会社

ISBN978-4-86209-076-8　C2047

装丁・挿絵　川村易